それをしたら **ダメ！**

NG事例から学ぶ
臨床研究
デザイン

著 笹渕裕介　石丸美穂　大野幸子　橋本洋平

Kinpodo

● 執筆者一覧

笹渕裕介　東京大学リアルワールドエビデンス講座

石丸美穂　東京医科歯科大学統合教育機構

大野幸子　東京大学大学院医学系研究科

橋本洋平　Save Sight Institute, The University of Sydney

はじめに

　本書は、研究初心者が陥りがちな落とし穴を避け、無事に研究をやり遂げることができるようになるための基本的な知識を身につけることを目的としています。

　多くの臨床家が臨床研究に取り組んだ経験があると思います。日々の臨床で生じた疑問を解決すること、専門医取得に学会発表が必要であること、上司からの提案（強制でないと信じています）など、臨床研究を行う理由は様々です。しかし、研究をやろうと意気込むまではいいのですが、はたして何から始めればよいのか、あるいは研究途中でわからないことに突き当たってしまうなど、研究が行き詰まってしまうこともあるでしょう。筆者らは縁あって東京大学の公衆衛生大学院へ進学し、臨床疫学・経済学教室に所属することになりました。そこで仲間達と一緒に様々な臨床研究を行ってきました。その経験を買われ、臨床家から研究の相談を受けることも多くなりました。様々な相談を受けるうちに、臨床家がどのような場面で落とし穴に陥るのかの知見が蓄積されてきました。そこで、この知見をまとめたものが本書となります。本書はよくある失敗の例を挙げ、どのようにすればその失敗を回避できるのかという視点で解説を加えました。

　本書は 5 部構成となっています。第 1 章は研究を始める前の準備段階、第 2 章は研究計画の立案、第 3 章ではデータ収集の際の落とし穴について解説します。データ収集までに落とし穴に陥ってしまっていると、後でリカバリーが難しいことが多く、実際に臨床研究を行う際には細心の注意が必要です。第 4 章はデータの解析についての落とし穴ですが、臨床家は統計解析に悩むことが多く、よくある疑問を解決できるような章になっていると思います。第 5 章は結果の公表についての落とし穴です。本書を一通り読むことで、臨床研究を行ううえでよくある落とし穴を避ける方法を学ぶことができるようになっています。まさに臨床研究を行う際の地図として使えるような内容になったと自負しています。

本書を読むことで、研究初心者の方々がよりスムーズに研究を進め、成果を出すことができるようになれば幸いです。著者の一人が「こんなに嬉しいことはない」とつぶやくことでしょう。

　最後に本書が出来上がるまで、多大なご協力をいただきました金芳堂の浅井健一郎様らにこの場を借りてお礼申し上げます。

2023 年 5 月

笹渕裕介

石丸美穂

大野幸子

橋本洋平

目 次

第 1 章　研究を始める前に ……………………………… 1

登場人物紹介

ジュニアレジデント 宇賀津（うかつ）さん

これから臨床研究を始めたいと思っている若手。臨床もフットワークが軽く、何事もどんどん進めていく力強さがある。ただ、暴走してしまい上司に叱られることもしばしば。うまく手綱を握れる相棒が必要だと言われている。好きな食べ物は焼き肉。

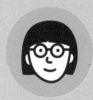

シニアレジデント 石橋（いしばし）さん

臨床研究をいくつか経験し、少しできるようになってきた若手。何事も石橋を叩いて渡る慎重派で、宇賀津さんとは対照的な性格。慎重な性格のおかげで宇賀津さんの暴走に振り回されずに研究を進められることが多い。趣味はヨガと瞑想。

仲間（なかま）先生

宇賀津さん、石橋さんに臨床研究を指導する立場にいる。一通りの基礎知識はあるが、発展的な内容についてはわからないことも多いため、五代教授に相談することにしている。中間管理職は上にも下にも気を使って大変だと思いながらもそんな素振りは一切見せないようにしている。

五代（ごだい）教授

大学院で臨床研究を教える臨床疫学のエキスパート。臨床研究を行ううえで困ったときに相談すれば何でも解決してくれる。自身の論文を五大誌に載せたことがある。今は後輩を指導してその研究論文を五大誌に載せるのが夢。

第1章

研究を始める前に

「臨床研究をやりたい」と思ったときに、漠然と思いついた研究テーマのままに、漫然とカルテデータから情報を収集してしまうのは、研究初心者にとって行ってしまいがちな間違った方法です。第1章では実際に臨床研究を始める前に考慮すべき事項について解説します。研究を始める前段階の準備として必要なこと、研究の行うためのチームの重要性、研究のテーマを明確にすること、文献検索の重要性と誤りがちな点について述べます。良い研究を行うためには最初が肝心です。本章を読むことで、始まりの段階でつまずかずに、実際の研究につなげることができるでしょう。

研究の順序

研究計画を綿密に立てておけばよかった

 あら宇賀津さん。この前「そろそろ臨床研究を本格的にやっていきたい」と仰っていましたが、何か具体的な研究案とかあるのかしら？

 はい。いろいろ考えたのですが、疾患Zに対して早くリハビリテーションをするのがいいんじゃないかと思い、研究することにしました！

 それは素晴らしい！　どんな研究を考えているの？

 最近、疾患Zに対して早期リハビリテーションを行うと加算がつくことになりました。うちの病院でも可能な限り早期リハビリテーションを行うことになっています。そこで早期リハビリテーションに関して何らかの知見が得られるのではないかと思いもうデータを集め始めました！

 （嫌な予感がする）……なるほど。

 データはすぐ集められると思います。ただ、どんな解析をすればいいかわからないので、どうしようかと思っていたところです。

 いくつか聞かせてもらいたいんだけど、まず君の研究のリサーチクエスチョンは何？

リサーチクエスチョンは「疾患 Z に対して早期リハビリテーションを行った場合に、行わなかった場合と比較してアウトカムがどうなるか」です。アウトカムを何にしようかはこれから考えたいと思います。

（あら、やっぱり……）早期リハビリテーションはどう定義するの？

どうしましょうかね？

（これはだめだわ……）疾患 Z の早期リハビリテーションについてこれまでどんなことがわかっているの？　網羅的に文献検索した？

最近小さい RCT があって死亡については変わらないという結果でした。PubMed はちょっと調べましたけど……。

君は熱意もあってアイデアも豊富でフットワークも軽く、とても素晴らしい！　ただ、臨床研究をやるうえでの手順というものについて少し説明してあげないといけないみたいね。

NGポイント

・研究計画がおろそかなまま臨床のデータを集め始めてしまった。

解説

データ収集前にきちんと研究計画を練っておかないとデータ収集後に必要な

項目がない、必要な項目が正しく収集されていないなどの問題が起こりえます。それほど手間もかからずデータの取り直しができればよいですが、最悪の場合は最初からデータ収集をやり直す必要が生じてしまいます。そうなっては研究する気持ちもすっかり萎えてしまいかねません。また、収集した不完全なデータでいい加減な解析によって得られた結果では学会発表くらいは乗り切れるかもしれませんが、学術論文にはなりません。

　臨床研究の実施には大まかに以下の手順があります。

① **クリニカルクエスチョンをリサーチクエスチョンに作り変える**

　　自身の日常臨床で生じた疑問（クリニカルクエスチョン）を研究できる形の疑問（リサーチクエスチョン）に作り変えます。PE (I) CO というフレームワーク（**No. 3 参照**）で考えることで研究の輪郭がはっきりします。PE (I) CO とは patient、exposure (intervention)、comparison、outcome の頭文字を取ったもので、どのような患者に、どのような曝露（介入）があると、どのような対照と比較して、アウトカムがどう違うのか？　というリサーチクエスチョンの輪郭をはっきりさせるためのツールです。記述研究や予測研究など必ずしもこのフレームワークに当てはまらない研究もありますが、基本的な考え方として知っておく必要があります。

② **リサーチクエスチョンに関する網羅的な文献検索（No. 6 参照）を行う**

　　既に先行研究で明らかになっていることを研究しても高い評価はされにくいでしょう。「新規性・独自性があるかどうか？」は先行研究を網羅的に読むことでしかわかりません。リサーチクエスチョンをさらに洗練させるためにも文献検索は必須です。また、観察研究であれば交絡因子をリストアップする必要があります。交絡因子の選択には先行研究の知見が欠かせません。

③ **FINER のチェック**

　　FINER とは feasibility（実行可能か？）、interesting（興味深いか？）、novel（新規性があるか？）、ethical（倫理的か？）、relevant（患者にとって切実な問題か？）の頭文字を取ったものです。優れた研究は FINER を

満たします (**No. 9 参照**)。特に relevant を意識した研究アイデアは高く評価される傾向にあるでしょう。

④ 研究デザインの決定

臨床研究は大まかに**表1**の通りに分類されます。介入研究を行うのか、観察研究にするのか。横断研究か縦断研究か、データは既に存在するのか (後ろ向き)、あるいはこれから収集するのか (前向き) を決定します。

表1　臨床研究の分類

観察研究	介入研究
1. 記述的研究 2. 分析的研究 　・横断研究 　・縦断研究(コホート研究・症例対照研究)	1. 並行群間比較試験 　・ランダム化比較試験 　・非ランダム化比較試験 　・クロスオーバー試験 2. その他 　・前後比較試験

⑤ データ項目と測定方法の決定

PE (I) CO の情報を収集できる詳細な定義を決めておく必要があります。また、患者の背景情報や交絡因子など必要な項目を先行文献からリストアップし、その定義や測定方法も決めておく必要があります。データ収集は項目を増やせばそれだけ時間と労力がかかりますので、必要十分なデータ収集項目にする必要があります。

⑥ 解析方法の決定

解析方法によって必要な情報が異なる場合があります。したがって、どの解析を行うのかを決めておく必要があります。

⑦ 実際のデータ収集

上記①〜⑥が定まってからデータを収集します。

⑧ 解析

データ収集が完了したら、外れ値や欠損などを確認し、データのクリーニングを行います。クリーニングが終わったらいよいよ解析です

⑨ 解析結果の発表・論文化

解析結果をまとめて学会発表や論文として発表する準備をします。

データの収集は上記①〜⑥が定まってから始める必要があります。研究したいので「とりあえずデータを集める」のはやめましょう。

❗どうすればよかったか

・研究計画を十分練ってからデータを集めよう

No. 2 研究を行うためのチーム
研究を1人でやろうとした

 宇賀津さん、難病Zに効果があるとされていた新薬Xなんだけど、解析したら逆に病気の進行を早めていることになってるんだよね。

 石橋さん！　これは世紀の発見をしてしまったのではないですか？

 本当にそうなのかな？

 仲間先生にも報告しましょう！　仲間先生！　石橋さんがすごい発見をしてしまいました！　あの新薬Xが病気の進行を早めてるんです!!!!!

 なんですって!?　それは大発見ね。早速学会で報告しよう！　……と言いたいところだけど、まずどんな研究をしたのか教えてもらえる？

 難病Zの患者さんを対象にして新薬Xを使用した群と使用しなかった群を比較しました。

 難病Zの重症度や遺伝子型は両群で同じなの？　新薬Xは進行の早い特定の遺伝子型の難病Zに効果があると言われているよ。

 すみません、重症度については調べていなくて、遺伝子型については知りませんでした。

今のままだと、新薬 X が使われやすい人はそもそも重症なので、重症な人は予後が悪いという当たり前の結果を見ていることになってしまうね。X の効果については正しく推定できそう？

 なるほど。確かに X の効果だけではなさそうです。

 まず、重症度の分類や新薬 X については文献を調べなおそう。そのうえで難病 Z の専門の先生に研究にどんな項目が必要か相談して、デザインや解析は統計の先生にも相談が必要ね。ところで、この研究に新規性はあるのかな？

 一応 PubMed を検索して 50 件くらいの abstract は読みましたが、十分かと言われると自信がありません。

 ではそこから一緒に検討しよう。1 人ですべての分野の専門家になることはできないから、臨床、疫学、統計学それぞれの専門家に協力を依頼したほうが確実に良い研究ができるよ。まずは作った研究計画書をもとに一緒に研究をやってくれそうな人に相談しようか。

 わかりました！

 大発見かと思ったんだけどな。

NGポイント

- 臨床研究の経験がないにもかかわらず、誰にも相談することなく1人で研究を進めてしまった。

解 説

　臨床研究は特殊な場合を除いてチームで実施します。共同研究者を誰にお願いするか、誰を論文の共著者に含めるべきかということについても研究開始から早い段階で検討しておく必要があります（No. 31 参照）。貢献のない人を共著に含めるのは論外ですが、研究を独断で進めることも、デザインや解析の誤り、臨床上必要な情報の取りこぼしが生じることから望ましくありません。

　チームに必要なメンバーは研究によって異なります。例えば臨床試験の場合、研究代表者のほかに治験コーディネーター、生物統計家、データマネージャーなど複数の職種が関わることになります。システマティックレビューを行う際には、文献の検索式を作成する専門家（ライブラリアン）、独立にレビューを行う当該分野の知識を持つ研究者2名、統計家の最低4名が必要です。ほかに、先の2名の意見が一致しない際に意見を聞く第3の研究者や疫学者を含めることもあります。また、複数の臨床領域にまたがる研究を実施する際には介入研究、観察研究という区分にかかわらず、各臨床分野の専門家が必要ですし、費用対効果分析を行う際には医療経済に精通した研究者が参加することが望ましいです。

　分野横断型研究の一例として、侵襲的歯科治療が感染性心内膜炎の発症に与える影響を自己対照デザインと呼ばれる統計手法で分析した2018年の『Circulation』に掲載された研究があります[1]。この研究は歯科治療、感染性心内膜炎、そして自己対照デザインという特殊な統計手法についてそれぞれ専門的な知見が必要であることから、歯科医師、内科医、疫学の専門家が著者として参加していることが所属から見て取れます。

ダニング・クルーガー効果は自らの能力の低さを認識することができず、自分の能力を過大評価してしまう認知バイアスを指しますが、臨床研究でもしばしばその現象を観察することがあります。例えば、疫学や統計学の知識を持たない臨床の専門家が原則を無視して研究をデザインし解析してしまう場合です（残念ながら学会や影響力の低い雑誌ではよく見られます）。疫学や統計学は数学、論理学を背景に発展し、近年の方法論は目覚ましい発展を遂げ、日々新しい手法が生まれていると言っても過言ではありません。

　ところが、疫学、統計学を専門としない研究者からは、その重要性についてあまり認識されてきませんでした。そのため、日本では無作為化比較試験や前向きの臨床試験の際には統計家が参加するものの、臨床研究の多くを占める観察研究で統計家や疫学家が参加することは稀です。統計学、疫学のバックグラウンドがないまま臨床研究を実施した場合、本書で扱うピットフォールに引っかかることは間違いありません。

　逆もまた然りで、統計家や疫学家など方法論を専門とする研究者だけで良い臨床研究を行うことも困難です。方法論者のみで研究を行った場合、臨床上重要な変数を取りこぼすばかりでなく、意義のあるリサーチクエスチョンを設定するところから困難が生じるでしょう。

　研究実施者が複数分野の専門家である場合を除き、研究の初期から必要な分野の専門家に参加してもらうことで上記の状況は回避できます。専門家の知り合いがいない場合、所属施設の研究支援部門に相談する、あるいは学会などでテーマの近い研究者と関係を構築するといった積極的な努力が必要となります。スタットコム株式会社 (https://statcom.co.jp) といった統計や研究デザインの相談を有料で請け負う会社もあるので、資金に余裕がある場合は検討するとよいでしょう。

❗どうすればよかったか

- 臨床研究経験のある先輩に相談する。研究計画の段階から各分野の専門家に参画ししてもらう

参考文献

1）Chen TT, et al. Risk of infective endocarditis after invasive dental treatments. Circulation. 2018; 138: 356–363.

疑問を構造化する

リサーチクエスチョンを明確にしていなかった

仲間先生、「最初にデータを集めるのではない」ということは理解できたので、改めてリサーチクエスチョンを考えてみます。そうは言っても、どこから始めたらいいのやら……。

まずはリサーチクエスチョンを明瞭にするために、宇賀津さんが明らかにしたいクリニカルクエスチョンを確認してみよう。

「早期リハビリテーションを行った場合に、行わなかった場合と比較してアウトカムがどうなるか」です。

うーむ。曖昧ねぇ。PECO（ペコ）を用いて、クリニカルクエスチョンをリサーチクエスチョンに落とし込もう。

PECO？　何ですか、それ？

PECO は patients（患者）、exposure（曝露）、comparison（対照）、outcome（結果）の頭文字よ。Patients だけど、どのような患者を想定しているの？

脳卒中後の高齢患者を無意識に想定していました。

そうだね。具体的な研究計画にしていくことが大事だね。あとは年齢や脳卒中のタイプなどもあるよね。Exposure はどうする？

Exposure は早期リハです。

早期というのは具体的に脳卒中発症後何日までを含めるの？

1 週間です！

その根拠は？

当院では 1 週間以内に始める症例が多いので、そう定義しました。

自分の経験則も大事だけど、過去の論文を読み込むことが大事だよ。ほかには、ガイドラインや UpToDate といった電子教科書も役立つわよ。Outcome はどうする？

ADL です！

ADL に関しても、歩行機能、食事、入浴とかいろいろな見方があるよね。

なるほど……。もっと細かく詰めなければ研究は成立しないのですね……。

NGポイント

・クリニカルクエスチョンをリサーチクエスチョンに作り変えていなかった。

　PECO（ペコ）は、patients（患者）、exposure（曝露）、comparison もしくは comparator（対照）、outcome（アウトカム）の頭字語です。PECO は、実臨床の経験から思いついたクリニカルクエスチョン（研究仮説）を明確化し、リサーチクエスチョンに落とし込むのに必要なフレームワークです。もやもやとしていた頭の中が整理され、他者へ研究計画をクリアに伝えることができるようになります。PECO は、ランダム化比較試験、コホート研究、症例対照研究といった比較研究で用いられます。

　Patients は、本研究の結果を外挿したい患者集団（target population）です。上の例で考えてみましょう。高齢者では曖昧であるため、「65 歳以上」と一旦具体的に定義します。脳卒中のタイプには、脳梗塞と脳出血がありますが、今回はまとめて対象集団とします。何となく脳卒中全体を含めるのではなく、明示的に脳梗塞と脳出血をまとめたというプロセスが大事です。また、脳卒中の発症時期に関して、今回は早期リハビリテーションの効果を見たいため、脳卒中によって入院した人と定義します。

　Exposure は、研究者が仮説としてアウトカムと関連があると考えている要因のことであり、その要因を持つ群を曝露群と言います。一方、comparison とは exposure と比較されるものであって、その群のことを対照群や非曝露群と言います。会話文の例では、早期リハビリテーションが曝露になります。早期という曖昧さを除いて定義することが大事です。診療報酬点数表のH001 脳血管疾患などリハビリテーション料に「発症、手術又は急性増悪から 30 日を限度として、早期リハビリテーション加算として、1 単位につき 30 点を所定点数に加算する」とあります。よって、30 日を早期リハビリテーションと後期リハビリテーションの境目と考えて、本研究では exposure が 30 日以内のリハビリ開始、comparison が 31 日以降のリハビリ開始とします。なお、『American Heart Association/American Stroke Association』のガイドラインでは、脳卒中発症後 24 時間以内のリハビリ開始はむしろ悪影響を及

ぼす可能性があり、亜急性期 (11 ~ 78 日) の有酸素運動開始が安全かつ効果的と報告しているため、30 日は妥当と考えられます [1]。

　Outcome は、研究で見たい転帰です。測定可能な指標であることが重要です。上の例では、ADL をアウトカムにしたいということなので、Barthel Index を用いるのがよいと考えられます [2]。食事・移乗・整容・トイレ・入浴・歩行 (移動)・階段昇降・更衣・排便・排尿の全 10 項目を、自立度に応じて 15 点・10 点・5 点・0 点で採点し、最高 100 点になる指標です。既報でも Barthel Index が用いられています [3]。さらに、アウトカムの測定時点として、今回は退院時 ADL を用いることにします。

　PECO を用いることで、研究計画の輪郭が明確になります。本研究における PECO をまとめると以下となります。

P：脳卒中 (脳梗塞＋脳出血) が原因で入院した 65 歳以上の高齢者
E：発症後 30 日以内に開始したリハビリ
C：発症後 31 日以降に開始したリハビリ
O：退院時 ADL (Barthel index)

　一方、下記のように PECO を適用できないタイプの研究もあります。
①記述研究：症例報告 (症例集積)、有病率や発生率の推定など (**No. 4 参照**)
②診断研究：感度、特異度、診断の一致度など
③予測モデル：将来の疾患の発生や、死亡などの予測
　これらの研究デザインの場合、PECO のような簡潔な頭文字は存在しませんが、症例集積なら CARE、診断研究は STARD、予測モデルは TRIPOD といったガイドラインが EQUATOR network から提唱されていますので、ぜひご参考ください [4]。

❗どうすればよかったか

・PECO を用いて、リサーチクエスチョンへ落とし込もう

参考文献

1) Winstein CJ, et al. Guidelines for adult stroke rehabilitation and recovery: a guideline for healthcare professionals from the American Heart Association/American Stroke Association. Stroke. 2016; 47.
2) Mahoney FI, et al. Functional evaluation: the barthel index. Md State Med J. 1965; 14: 61–65.
3) Yagi M, et al. Impact of rehabilitation on outcomes in patients with Ischemic stroke: a nationwide retrospective cohort study in Japan. Stroke. 2017; 48: 740–746.
4) EQUATOR network. Enhancing the quality and transparency of health research. https://www.equator-network.org/; Accessed December 8, 2022.

計画倒れ

　計画倒れという言葉がありますが、綿密に計画された研究は倒れません。もし研究が途中で倒れたら、多くの場合は研究計画が甘かったと言わざるを得ません。

　過去に筆者は、摂食嚥下リハビリテーションの効果を見るために既存のデータベースを用いた研究計画を考えました。研究計画を立てる際には必要な変数をリストアップするのですが、嚥下障害の程度をはじめ、交絡となる変数のほとんどが計測されていませんでした。そこで未測定の交絡を制御できる方法である、操作変数を採用することとし、施設のリハビリテーションの実施割合を操作変数としました。アウトカムはもちろん摂食嚥下機能の回復です。ところが、摂食嚥下機能も計測されていなかったため、代わりに入院中の食事の提供状況を見ることにしました。

　皆さんの予測通り、この研究はうまくいかず後に頓挫することになります。まず、当時は摂食嚥下リハビリテーションをやっている施設が少なく、十分な対象者数を確保できなかったこと、さらに施設のリハビリテーション提供割合は実際の治療との関連が弱く操作変数の条件を満たさなかったこと、その結果治療の効果を推定できなかったことが主な原因です。また、後の別の研究では、入院中の食事の提供状況は患者さんの摂食状況を必ずしも反映しないこともわかりました。データを見た指導者は数秒沈黙した後「ボツですね」と研究の終わりを告げました。事前におおよその対象者数の見積もりを怠ったこと、操作変数の仮定についての検討が甘かったことなど私の落ち度はたくさんありました。そのため、指導者からの厳しい叱責を受けるものと覚悟していましたが、実際には改善点のコメントこそいただいたものの、予想していたような厳しい指導はありませんでした。筆者は研究の失敗に意気消沈していたので、計画の不備を追求されなかったことに正直ホッとしました。

程なくして、筆者は別の研究を実施しました。前回の反省を活かしてかなり綿密な計画を立て、うまくいかなかった場合の代替案も複数用意しました。実際に研究は計画通りうまくいき、指導者に報告に行く際も誇らしい気持ちで、前回の失敗についてはすっかり忘れていました。報告を受けた指導者は、まず今回の成果を褒めた後に「計画がきちんとしていると研究はうまくいくことがわかったでしょう？　前回のときは……」と改めて前回の失敗した研究について言及し、研究計画の重要性を丁寧に解説してくれました。

　本事例から筆者が学んだことは2つあります。1つ目は、研究の成功は研究計画にかかっているということです。逆に言うと、研究計画の時点で内容に不明点がある、必要な変数がリストアップできていない、統計手法があやふやである、というような場合に研究がうまくいくことはありません。2つ目は、臨床研究を学び始めた若手に対する指導者の態度です。新たなことを始める際に試行錯誤や失敗は避けられません。若手が失敗をした際に、不勉強な点をあげつらうのではなく（モチベーションを損なう可能性があります）、改善点にフォーカスし、成功した際にはその学びを強化するようにフィードバックする。このような指導者を持つことがもう1つの研究の成功の秘訣かもしれません。

No. 4　記述研究

研究は比較研究のことだと思っていた

仲間先生、疾患 Q の患者さんの数が足りません！　治療の有無で予後を比較しようと思ったけど難しそうです。

疾患 Q の患者さん自体が珍しいから、経過や予後について報告したら？

研究って経過や予後を報告するだけでもいいのですか？

比較研究だけが研究ではないよ。疾患概念自体が新しくて情報がない場合は、症状、経過、予後を報告して情報を共有することも医学の発展には重要だよ。今回は疾患 Q の患者さんの情報が 20 人分あるから、症例集積として報告を書いたらどうかな。

学会発表はできると思いますけど、論文として採択されますか？

どのような形式で採択されるかは雑誌によるけど、original article、short report、communication などで掲載されるよ。COVID-19 流行当初もたくさんの症例報告や症例集積が主要な医学雑誌に掲載されていたでしょう。

確かにそうですね。では症例集積として論文を書いてみます！

・記述研究を選択肢に入れていない。

解 説

　よくある臨床研究の勘違いとして、「研究とは比較研究を指す」、「有意な差がないと報告できない」というものがあります。臨床研究は介入研究・観察研究に大別され、観察研究はさらに一時点でのデータを使用する横断研究（例：一時点での質問紙調査）、過去のある一時点から一定期間対象者を追跡する後ろ向き研究、未来のある一時点から一定期間対象者を追跡する前向き研究に区分されます（表1）。

　またこれらの観察研究は、比較対象の有無により、記述研究と分析的研究に分けられます。記述研究は比較対象のない観察研究で、有病率や発症率、患者背景や予後、あるいは薬剤・治療の使用割合などをテーマにしており[1]、症例報告や症例集積も記述研究に含まれます。症例報告とは、個々の患者さんの症状、診断、治療、および予後についての詳細な報告で、珍しい出来事や新しい発見を記述したもので、医学の進歩の礎の一つであり、臨床において新しいアイデアを提供するものでもあります。比較対象がないことから臨床研究のPE (I) CO の枠組みには当てはまりません（No. 3 参照）。

表1　臨床研究の分類（再掲）

観察研究	介入研究
1．記述的研究 2．分析的研究 　・横断研究 　・縦断研究（コホート研究・症例対照研究）	1．並行群間比較試験 　・ランダム化比較試験 　・非ランダム化比較試験 　・クロスオーバー試験 2．その他 　・前後比較試験

例えば、COVID-19 流行初期には COVID-19 で死亡した患者 10 名の解剖結果と病理所見が JAMA に報告されました [2]。まだ COVID-19 の感染者数が少ない時期でしたので、患者の直接の死因やびまん性肺胞障害の範囲や程度には一定の新規性があり疾患の全容を知るうえで重要な知見となりました。

　症例報告は、大規模な研究を行う時間やリソースを持たない多忙な臨床家も手軽に学会報告や執筆をすることができます。症例報告の構成は原著論文と同様なので、臨床医が初めて科学的論述をするにも最適です。日常臨床で、①稀な症状、②治療に対する予期せぬ反応、③病因や有害事象に対する新たな知見、④疾患の稀な特徴、⑤新しい治療法、解剖学的構造のバリエーションなどを経験した際には症例報告として報告を検討するとよいでしょう。英語で執筆することにハードルを感じる場合は、国内での学会発表や和文誌への投稿から開始してみましょう。報告の要領については EQUATOR network という組織 [3] が提供する症例報告のガイドラインである CARE（CAseREport）を参照してください。

　珍しい出来事、新しい発見と書きましたが、何が珍しく何が新しいのかを見極めるのは言うほど簡単ではありません。症例が症例報告に値するか見極めるためには、疾患の原因や典型症状、標準治療を知っている必要があります。診断がついた、あるいは治癒したからといって、非典型症状をそのまま放念してはいけません。

　珍しい症例に遭遇した際には、過去の文献を調べてどの程度報告があり、どのような考察がされているのかを確認します。文献から得られた情報はそのまま目の前の患者さんの診断・治療に役立つかもしれませんし、疾患に対する理解も深まります。過去の文献で報告がない場合は、典型症状に照らして、診断に苦慮した理由、従来の治療が無効だった理由などを考察し、後の診療に有用な情報として発信する、つまり症例報告に残します。症例報告に値しない症例であった場合も、臨床知識が深まりこそすれ、失うものは何もありません。疾患の理解、知識のアップデートという医療従事者として当たり前の姿勢が、科

学の進歩につながり、後の患者さんの苦しみを和らげることにつながるのです。

❗どうすればよかったか

・まずは症例報告ができるようになろう

参考文献

1）Lesko CR, et al. A framework for descriptive epidemiology. Am J Epidemiol. 2022; 191: 2063–2070.
2）Schaller T, et al. Postmortem examination of patients with COVID-19. JAMA. 2020; 323: 2518–2520.
3）https://www.equator-network.org/reporting-guidelines/

知りたいことがありすぎて
優先順位を間違った

　臨床家は何らかの疾患についてよく診察しているうちに、複数のクリニカルクエスチョンに直面するでしょう。筆者の研究[1]では、薬剤性顎骨壊死という疾患がまだ新しく、わかっていないことが多々あるために、多くのクリニカルクエスチョンを思いつきました。薬剤性顎骨壊死とは、ビスフォスフォネート製剤をはじめとする骨修飾薬を使用している患者さんで極めて稀に発症する有害事象の一つです。

　思いついたクリニカルクエスチョンとして以下のものがあります。

①発症率（稀すぎて不明）
②リスクファクター（発症が稀すぎて多変量解析できているものがほぼない）
③ビスフォスフォネート製剤長期的服用が顎骨壊死の発生率に与える影響
④ビスフォスフォネート製剤服用開始前に歯科治療・ケアを行うことの顎骨壊死予防効果
⑤ビスフォスフォネート製剤を抜歯前数か月休薬することの顎骨壊死予防効果

　筆者は、調べたいことがたくさんあり何から手をつけるべきか迷いました。結果として、最初に記述研究をするべきだと思い、①の研究を行うことにしました。

　しかしながら、使用したデータハンドリングの大変さ、データ量の多さ、差し迫ったデータ利用期限などにより、調べたいことは山ほどあれど、顎骨壊死の論文は現在この1本にとどまっています。記述研究から始めることは基本ではありますが、もっと臨床上重要な問題から研究を始めたらよかった

のではないかとも思います。

　次に機会があれば上記の疑問のうち、もっとも気になっているものから研究をしたいと思いますが、臨床家にとっても貴重な研究時間を費やすため、「次」がいつくるかはわかりません。事前に研究へかけられる時間を見積もることは困難ですが、夢を詰め込みすぎないことも重要であると感じました。

参考文献

1）Ishimaru M, et al. Prevalence, incidence rate, and risk factors of medication-related osteonecrosis of the jaw in patients with osteoporosis and cancer: a nationwide population-based study in Japan. J Oral Maxillofac Surg. 2022; 80: 714-727.

No. 5　探索的な研究
仮説にこだわりすぎてしまった

 仲間先生、疾患Zに新薬Xが効果があるか研究しようと思ったのですが、交絡因子のリストアップをどうやって考えたらいいかわからなくて、行き詰まっちゃいました。

 クエスチョンを明確にして交絡のリストアップをする姿勢は素晴らしいね。過去の研究はどうしていたの？

 疾患Z自体が新しい概念なので重症化因子などはまだ報告されていませんでした。

 そういうときはまず重症化に関連する因子を調べる探索的な研究から始めてもいいんじゃないかな。

 でも先日の研究会で、仮説のない研究はダメって言われたんですよ。

 あら、そういうことね。でも、今回の研究は仮説創出を目的とした「探索的研究」だから、全然OKよ！

NGポイント

・仮説にこだわり、探索的な研究に対して消極的だった。

　多くの要因について検定を繰り返し、有意になった変数を取り上げて、なぜその変数が有意になったかを検討する、そのような研究の問題点は何でしょうか。有意水準を 0.05 に設定している場合、検定を繰り返すことで 20 回に 1 回は本当は差がないのに偶然差があるという結果が得られてしまう可能性があります。この誤った結果を第一種の過誤、あるいはαエラーと呼びます。意図的にこの状態を作り出し、「有意である」という結果を得ることを P-hacking（No. 33 参照）と呼び、臨床研究ではその功罪が幾度となく語られています。これまでにも、新薬の申請の際に製薬会社が事後解析を繰り返し、有意な結果を提出したところ、規制当局からαエラーの可能性について指摘されたことが話題となったことがあります。

　上記の新薬の例は許容し難いのですが、過去の知見が乏しい疾患の場合には発症や重症化の予後に関連する因子を探索することは重要です。例えば、疫学における探索的研究の一例として、COVID-19 のような新興感染症の調査が挙げられます。新しい病気が発生した場合、初期の段階では、その病気がどのように感染するのか、どのような集団が最もリスクが高いのか、どのような要因が感染拡大に寄与しているのかといったことが不明確です。疫学者は、探索的研究を行い、カルテの記録、検査データ、罹患者へのインタビューなど、様々な情報源から情報を集めることにより、病気とその感染に関する仮説を立てることができます。実際、COVID-19 流行初期にはこれらの探索的研究とそれに基づく仮説から、会食や外出の自粛など様々な感染対策が実施されました。また、COVID-19 の重篤な合併症である深部静脈血栓発症については、ハイリスク集団を特定するために探索的に複数の要因との関連が調べられました [1]。感染症以外でも、過去の知見が極端に少ない領域では探索的アプローチが有効であり、過去には術後の器具やガーゼなどの異物残存の危険因子として、手術の時間帯や人的要素など複数の要因が調査されています [2]。

　上で紹介した探索的研究では、発表当時、疾患に対する過去の知見が非常に

少なかったため、単純な記述や単変量回帰で要因とアウトカムとの関連を調べています。ここで注意したいのは、いずれの研究も闇雲に関連因子と2×2表を作成して検定を繰り返したわけではなく、臨床上重要であると考えられるもの、生物学的な機序から関連が予想されるものについて調べているという点です。探索的研究は時に必要ですが、そのような研究を行う必要がある状況では時間的資源、人的資源は限られていることが多く、調査する要因は事前に十分検討する必要があります。また、報告の際にあくまで仮説の創出であることを明記することが必要です。

❗どうすればよかったか

- 仮説を立てる前に探索的研究を考慮する
- 因果を検討する前の重要なステップであることを理解する

参考文献

1）Zhang L, et al. Deep vein thrombosis in hospitalized patients with COVID-19 in Wuhan, China: prevalence, risk factors, and outcome. Circulation. 2020; 142: 114–128.
2）Gawande AA, et al. Risk factors for retained instruments and sponges after surgery. N Engl J Med. 2003; 348: 229–235.

網羅的な論文検索

大事な論文を見落としていた

 ようやく論文の原稿が書き上がったよ。ほかの先生にも見てもらおう。

 あれ、このテーマの論文、ついこの間、雑誌で見かけたなあ。それに、結構前から何本も論文が出てたよね。

 え!?　先行研究を探してみましたが、小規模のパイロット研究が数本あっただけだったと思います。

 いや、それなりの規模の多施設共同研究だったと思うけど。……ほら、この研究とかそっくりだよ。

 先行研究は全部見たつもりだったのに、全然知らない研究がある。しかも自分の内容とほぼ一緒だ……。

 文献検索は手を抜いてはいけないね。まあでも、そう落ち込まないで。次から気をつけようか。

NGポイント

・論文を網羅的に調べきれていない。

解　説

研究を開始する前に先行研究について検索したところ、先行研究が少なく自分が行っている研究に新規性があると思い、論文を書きました。しかし、完成後に、「自分の行っている研究と全く同じ RQ の研究が複数見つかった」ということがあるかもしれません。

このようなときは、論文を網羅的に検索できていない可能性があります。

研究アイデアが着想した時点で、先行研究を網羅的に調べることは、研究自体の意義や新規性に大きく関わります。また、せっかく行った研究が徒労に終わるのを防ぐ目的もあります。

文献検索は、研究を行ってからするのではなく、研究を開始する前に網羅的に探すことに気をつけてください。

網羅的に探索する方法として、いくつか紹介します。

文献を検索するには主に、PubMed と医中誌 web を使うのがよいでしょう。PubMed は英語の文献を検索し、医中誌 web では主に日本語の文献を検索します。

1　思いついたワードだけで検索しない

複数の言い回しがある場合、必ずすべての言い回しを OR でつなげて検索タームを作成してください。また、意外に複数形 (s) の有無でも結果が異なることがあるため、それも含めた検索タームを作るとよいでしょう。また、「意味」で検索する MeSH ターム (PubMed) や医学用語シソーラス (医中誌 web) を使用することでも、表記ゆれに対応することが可能です。

2 孫引きを活用

　思いつく限りすべてのワードを入れて検索しても、いくつかの文献は全く違う言い回しをしているなどの理由で検索に引っかからないことがあります。

　しかし、大多数の論文を検索できた場合には、その論文中に同じテーマの先行研究を取り上げて議論していることが多いと考えられるため、重要な論文については孫引き（先行研究で引用している論文を調べること）で、さらに網羅性は高まるでしょう。

3 便利なアプリケーションの活用

　Connected papers（https://www.connectedpapers.com/）は"論文を探索するのに役立つ視覚的なツール"です。

　例えば COVID-19 と cardiovascular system の関連についての論文について検索したいとき、あまりに多くの論文があるために重要な論文を探し出すことは意外に難しいことです。

　このようなときに connected papers で"COVID-19 and the cardiovascular system"について検索すると、次のような図が得られました。

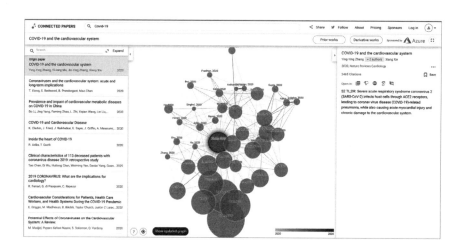

　丸の大きさが引用された数を表現していて、丸の色は発行された年を表現しています（COVID-19 は新しいために色の違いはほとんどありません）。

　このように、論文同士のつながりについて視覚化してくれるサイトです。重要な論文を見落とさないようにする、最も関連性の高い先行文献や派生文献を発見するなど、うまく活用できると非常に有用でしょう。

　残念ながら無料で作成できる図は 1 か月に 5 個までであり、無制限に作成するには有料プラン（月 3 ドル、2023 年 2 月時点）に入る必要があります。

❗どうすればよかったか

・思いついたワードだけで検索しないようにする
・視覚化ツールなどを利用する

対照の設定

比較する対照が定まっていなかった

 五代教授、新たなクリニカルクエスチョンを思いつきました！

 ほほぅ。具体的には？

 レセプトデータベースを解析する機会をいただいたので、「胃がんに対する腹腔鏡手術の 30 日死亡率は低いか？」というテーマで研究してみようと考えています。

 興味深い研究ですね。ただ今の話だと、何と比較して「低い」のかがわかりませんね。

 確かに……。

 この前仲間先生に教わった PECO を毎回確認しましょう。興味の対象である exposure、outcome と比べて、comparison の設定は意識しないと忘れがちだから注意しましょう。

NGポイント

・対照を設定していない。

解　説

　クリニカルクエスチョンを思いついたら、PECO のフレームワークを用いて研究内容を構造化します（No.3 参照）。PECO の中で、最も忘れやすいのが comparison を表す C です。深く考えずに研究を進めると、研究の終盤でcomparison がないことに気づき慌てることになります。会話文の胃がん研究の例では、腹腔鏡手術と開腹手術を比較のであれば、P：胃がん患者、E：腹腔鏡手術、C：開腹手術、O：30 日死亡率となります。データベースを用いた retrospective cohort study では、たとえ対照の設定を忘れてしまっていても、後から対照を設定することは可能です（好ましくありませんが）。しかし、もしこれがコホート研究であり、研究途中で対照がないことに気づいた場合はどうでしょうか。例えば、腹腔鏡手術を受けた患者を 50 人集め、30 日追跡も終わり、いざ解析を行おうと思った段階で、対照がないことに気づき、開腹手術を受けた患者を 50 人集める必要性に気づいたとします。当然、時間的にも費用的にも大きな負荷がかかることになり、当該研究がお蔵入りになってしまう可能性さえあります。研究計画段階からの入念な準備を心がけましょう。

　なお対照群の設定方法には、①手術を行わない群や薬剤の処方がない群（non-user）と、②適応が似たほかの手術を行った群や薬剤の処方がある群（active comparator）の 2 つがあり得ますが、基本的には②の active comparator が推奨されます[1]。Non-user は「曝露群と同じ疾患を持っているが、薬剤を投与されていない患者」です。薬剤が投与されない理由としては、疾患の重症度が非常に低いため薬剤が不要である、疾患の重症度が非常に高く治療に耐えられないため薬剤が投与されない、などが挙げられるでしょう。一方の active comparator は同じ疾患に対して、異なる薬剤を「投与している」ため、曝露群と対照群の背景因子がオーバーラップしやすくなります。その結果、測定済交絡因子だけでなく未測定変数交絡因子のバランスもとりやすくなります。例えば、インフルエンザ流行が稀な夏場にワクチンを接種した人を曝露群とし、同時期に接種しなかった人を対照群として、死亡率を比較する研究では、曝露群（ワクチン接種群）のほうが予後良好でした[2]。このとき、対照

群には全身状態が悪すぎる（フレイルである）ためにワクチン接種を検討しなかった人が集積しているため、死亡率が高くなったという可能性があります[3]。

Active comparator のもう一つのメリットは、研究の臨床的意義が上がることです[3]。例えば、新規抗がん剤 A の効果を検討する場合を考えてみましょう。医師としては、少しでも患者の生存率を高めることが最優先事項であり、末期がんでない限り治療をしないという選択はありえません。しかし、non-user を対照群にした研究は、何も治療をしない場合との比較になってしまうため、知りたかったクリニカルクエスチョンに答えることになりません。ここで知りたいのは、既存の抗がん剤 B つまり active comparator との比較なのです。

ただ、内服なし群との比較が臨床的に重要と考えられる場合には、内服なし群の中から、曝露群が曝露を受けた日付でマッチングさせた患者を対照として選び、当該日を対照群の追跡開始日とすることになります。この場合、患者背景が異なることに注意を払う必要があります。

❶どうすればよかったか

・比較研究では対照を常に意識する

参考文献

1）Lund JL, et al. The active comparator, new user study design in pharmacoepidemiology: historical foundations and contemporary application. Curr Epidemiol Rep. 2015; 2: 221-228.
2）Eurich DT, et al. Mortality reduction with influenza vaccine in patients with pneumonia outside "flu" season: pleiotropic benefits or residual confounding? Am J Respir Crit Care Med. 2008; 178: 527-533.
3）Yoshida K, et al. Active-comparator design and new-user design in observational studies. Nat Rev Rheumatol. 2015; 11: 437-441.

第 1 章
研究を始める前に

第 2 章

第 3 章

第 4 章

第 5 章

差の差分析

　ガイドラインや保険医療政策の変更によって診療方針が大幅に変更になることがあります。このガイドラインや保険医療政策の影響を調べる際にその変更があった前後で患者のアウトカムを比較することがしばしば行われます。しかしながら、もしアウトカムが時間とともに変化している場合、前後比較には大きな問題が隠されています。例えばある疾患の治療が年々良くなっており、患者の死亡率が下がっているとしたらどうでしょうか？　単純に政策変更の前後で比較をしてしまうと、当然政策後の死亡率が低くなります。しかし、単にトレンドを見ているだけで政策変更の効果とは言えないわけです。

　そこで差の差分析の出番です（**図1**）。差の差分析では政策変更の介入があった群に対して政策変更が行われなかった対照群を設定します。"介入群の前後のアウトカムの差"と"対照群の前後のアウトカムの差"これら2つの差の差を取ることで政策変更などの介入の効果を推定します。差の差分析は2つの重要な仮定が置かれています。1つ目は

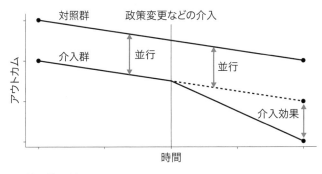

図1　差の差分析

対照群は介入群と同じトレンドでアウトカムが変化しているという仮定
です。介入前のトレンドが平行であることを確認する必要があります。2
つ目は政策変更などの介入後に何らかのイベントが発生した際、その
イベントがアウトカムに与える影響は両群で同じ程度であるという仮定です。
例えば政策変更の場合、地域によって対照群と介入群を分けることになりま
すが、一方の群にのみ影響を与えるようなイベントが発生しているような場
合、正しく介入効果を見積もることができません。これらの仮定を満たす対
照群を設定するのが非常に難しく、大きなデメリットとなっています。

適切な研究対象者を設定する
効果を見たい集団になっていなかった

疾患 Q に対する外科切除に ADL を改善する効果があるか研究しようと思います！

ふむふむ。そうすると疾患 Q の患者さんを対象にして、手術した人としなかった人を比較するの？

そうです。先日教わった PECO の形にもしましたよ。
P：疾患 Q で当院に入院した患者
E：外科切除
C：内科的治療
O：3 か月後の ADL
です。どうですか？

あら、進歩のあとがうかがえるね。でもちょっと待って。うちの病院では重症患者は原則として全例手術する方針だけど、手術していない人のデータはどうしようか？

手術してない人だから軽症患者ではダメですか？

そうすると手術の効果というより重症と軽症の予後を比較してしまう可能性があるね。

どうしたらよいですか？

今回の研究は手術が予後を改善するか調べたいんだよね？　それなら対象集団は手術を受ける可能性のある患

者にしなければならないよ。ほかの施設では方針が違う
かもしれないから、多施設共同研究にして手術をしない
重症患者、手術をする軽症患者を対象に含めるのはどう
だろう。

NGポイント

・PECO の P がリサーチクエスチョンに合わせた対象集団になっていない。

解 説

　研究を行う際には、「どのような集団」を対象とするのか明確に定める必要
があります。会話文の例ですと、Patients（対象者）は手術適応のある疾患 Q
の患者さんであり、曝露群も対照群も条件を満たす人のみを研究に組み入れる
べきです。一見、単純なことに思えますが、多くの研究でこの原則が無視され
てしまうことがあります。

　会話文の例では、当初、手術適応のある重症者と手術適応のない軽症者を比
べようとしていました。しかしそもそも重症度の違うこの 2 群では患者背景
が大きく異なり手術の効果をうまく比べることはできません。極端な例として
は、婦人科手術を受けた患者さん（女性）を曝露群として、婦人科手術を受け
ていない全患者（男性と女性）と比較してしまうことがあります。当然ですが、
男性を対照に含めるのは誤りです。また、よくある例ですが、ICU 入室者と
一般病室入室の比較や早期治療と待機治療の比較は、往々にして重症度の異な
る 2 群になってしまいます。影響を調べる研究計画を立てる際には曝露を受
ける群と受けない群が全く異なる集団になっていないか、デザインや統計的に
対処が可能な範囲かの確認が必要です。

　バイアスなく2群を比較できる程度を比較可能性（comparability）、または内的妥当性（internal validity）と呼び、研究デザインを評価する際に最も重視されます[1]。内的妥当性は、研究の手順とその厳密さに大きく依存します。例えば、先の会話文の例では、対象者の予後改善がほかの何か（例えば性別や重症度）によるものではなく、実施した手術によるものであることを内的妥当性が保証することになります。デザインや解析段階で2群の比較可能性を高める方法としては以下があります。

- 限定（例：対象者を重症者に限定する）
- 層別（例：重症度で層別化して層内で比較する）
- 統計的対処（例：多変量解析などで重症度を調整する）

　内的妥当性とは、あるかないかという二元論ではありません。研究結果が疑わしくなるような罠をどのくらい回避しているかで、研究結果の信頼性を測ろうとするものです。それら罠の影響が小さいほど、内的妥当性は高くなり、より確信を持つことができます。研究の内的妥当性を確保するためには、得られた結果が介入（曝露）以外のほかの要因によるものである可能性を排除できる研究をデザインする必要があります。対象集団の明確化もその一つです。研究の内的妥当性を脅かす要因には、ほかに交絡、時間的な前後関係の曖昧さ、平均への回帰など、様々なものが存在します。本書では主要なものについて別の章で取り上げています。

❗どうすればよかったか

・症例と対照は対象とする同じ集団から選択する

参考文献

1）Porta M. A dictionary of epidemiology. Oxford University Press, 2014.

より洗練された
リサーチクエスチョン
実現できない研究を行おうとした

 五代教授、新たなクリニカルクエスチョンを思いつきました！

 ほほぅ。具体的には？

 喫煙が疾患 Z を起こしやすいか否かをランダム化比較試験で検討したいと思います！ Z は最近提唱されている重要な疾患なんです。

 なるほど。しかし、喫煙は人体に有害であることは明らかだよね。喫煙をランダムに割り付けるのは、患者の半数に喫煙を強要することになるよね。倫理的に厳しいのでは？

 確かに……。

NGポイント

・倫理的に問題があり実現性に乏しい。

解　説

　PECO によってクリニカルクエスチョンはリサーチクエスチョンに落とし込まれますが、さらに FINER の 5 項目をチェックすることで、より洗練され

たものとなります [1]。FINER とは feasible (実現可能性)、interesting (興味深い)、novel (新規性がある)、ethical (倫理的である)、relevant (患者にとって切実な問題と関連がある) の 5 つの頭字語です。

Feasible は、リサーチクエスチョンの実現可能性を表します。実現できない研究は「絵に描いた餅」です。例えば、新薬 A が標準治療薬 B より優れているかランダム化比較試験で検討したい場面を考えます。一般的に、ランダム化比較試験は多額の費用を要します。また、新薬と標準治療薬の差は往々にして微々たるものであることが多く、そのわずかな差を検出するためには莫大なサンプル数が必要と考えられ、高額な費用に拍車がかかります。よって実現可能性は低い研究計画と言えます。

ほかにも、希少疾患の発生率を前向きコホート研究で検討する (膨大なサンプル数が必要である)、海外と多施設共同研究を行う (手続きが煩雑である、各国との調整を行うための実績・経験が求められる) などは、大御所の先生ならともかく、一般の研究者にとってはなかなか実現可能性が低いと考えられます。まずは、自施設のデータを用いて、症例報告、症例集積、横断研究 (cross-sectional study)、後ろ向きコホート研究 (retrospective cohort study) を行うのがよいでしょう。

Interesting は、リサーチクエスチョンがその分野の医療関係者、研究者、医療政策の意思決定者にとって興味深いかを表します。学会や業界の中で議論を呼び起こしているホットトピックか、社会的に重要であるかなどの観点から判断します。日頃から自分の研究分野の情報を広く耳に入れておくことが重要と言えるでしょう。

Novel は、リサーチクエスチョンに新規性があるかを表します。例えば、疾患 Z の重症度が 1 → 2 → 3 → 4 と上がるにつれ、死亡までの時間が短くなるかというクエスチョンについて検討したいとします。重症度が上がるにつれて予後不良となることが過去の知見として明らかであれば、新規性は乏しいと

言わざるを得ません。いくら複雑な手法を用いて、重症度ごとの調整済ハザード比を算出したところで、新規性がなければ、高い評価は得られません。例えば、「疾患 Z に対する新治療のほうが標準的治療より死亡ハザードが低くなるか」というリサーチクエスチョンにすれば、新規性は上がるかもしれません。ただし、同様のテーマで既に複数報告されているなら、新規性が低くなります。その意味でも迅速（かつ正確）に研究を行い、結果を公表することが、新規性を担保する重要なファクターの一つと言えるでしょう。

Ethical は、リサーチクエスチョンを遂行するにあたり倫理的であるかを表します。ランダム化比較試験において、人体に有害だとわかっている介入を行った場合が該当します。例えば、喫煙や妊婦を対象とした薬剤投与などです。倫理的にランダム化比較試験が困難な場合は、観察研究を行うことになります。

Relevant は、リサーチクエスチョンが、患者にとって切実な問題と関連性があるかを表します。例えば、眼底写真の画像データから性別を予測するモデルを開発した論文があります [2]。最先端のディープラーニング手法を駆使した方法論そのものは、情報学・コンピュータ科学の側面から見ると素晴らしいことは間違いないですが、患者の切実な問題との関連性については疑問符が付きます。実際、著者らも "we emphasize that this task has no inherent clinical utility." と述べています。臨床研究では常に「患者に結果を還元できるか？」を念頭に置くべきです。

❗どうすればよかったか

- 研究計画を立てたら FINER をチェックする

参考文献

1) 康永秀生. できる！ 臨床研究 最短攻略 50 の鉄則. 金原出版, 2017.
2) Korot E, et al. Predicting sex from retinal fundus photographs using automated deep learning. Sci Rep. 2021; 11: 10286.

"正しくて"、"真の効果"を推定できる
解析探しの旅に出る

　研究開始前には研究計画書・解析計画書を書きますが、解析手法について検討をしていると、いろいろな解析アイデアが浮かんできます。「やっぱりあれはどうなんだろう？」と本筋とは関係がない副次的解析がどんどん増えていきます。

　どこかに"正しくて"、"真の効果"を推定できる解析があるのではないかと思ってしまうのです（もちろん、結果を見てから自分が望む結果が出ている解析、有意差が出た解析などをメインにするのは NG です）。

　いろいろな副次的な解析や感度分析を行った挙句に書き上げた論文は「何を調べたいのか全然わからない。論文も複雑すぎて意味がわからない」と指導者に却下されました。

　No. 23 でも取り上げていますが、複雑な解析が優れているわけでもありませんし、バイアスが減った解析になるとは限りません。また統計相談や疫学研究相談を受けていると、「どういう解析が正しいんですか？」、「この解析は間違っていますか？」と尋ねられることがあります。多くの場合、完全に間違っていたり何かの手法が絶対的に正しいという状況にはなりません。研究手法に「絶対的な正解」はないのです。

　個人的な経験から言えば、シンプルな解析手法で済むシンプルな RQ を作ることが、読みやすく、よく書けた論文になることが多いと思います。なかなか最初から"完璧"な研究計画書を書き上げることはできませんが、いろいろな寄り道をせずに一本道のデザインで研究をまとめ上げ、ほかに気になることがあれば別の論文としてまとめるのが良い研究・論文への近道であると考えます。

G 薬のイベント発生抑制効果って本当にあるのかなあ。いくつかの論文では効果があるって言われているけど、全部アメリカやヨーロッパの国での研究だし、日本人では本当に効果あるのか調べてみようかな！

 おお、それは面白そうだから検討してみてよ。

 わかりました！

〜（解析が終了）〜

 日本人でもほぼ同じ効果がありそうなことがわかったわ！　よかったよかった。早速論文を書いて投稿しよう！

〜（論文が査読から返却）〜

 査読者 G 薬がイベント発生抑制効果があるのは先行研究からも明らかであり、新規性のない研究である。そのためリジェクトを推奨する。

 言われてみれば、薬の効果だからだいたい同じ効果が得られるよねえ。

 日本人では初めて研究したってことが新規性なのになあ。国際誌では興味ないか、残念だなあ。

NGポイント

・**新規性が「日本人ではまだ研究されていない」だけである。**

解 説

　論文や学会発表を見ると、「アメリカの研究では～とわかっている。しかし日本人でのデータはないから研究しました」と研究目的を述べていることがあります。No. 9 で詳述しましたが、論文のテーマの重要性の一つに「新規性 (novelty)」があります。この研究テーマにはどのような新規性が見込まれるのでしょうか？

　一般的に、遺伝子が重要なファクターになる疾患でない限り、薬剤の効果は「人種」によっては大きく異ならないと見当がつきます。逆に、「日本人」という人種ではなく、「日本人の特徴」が重要なファクターになる場合は、重要な研究テーマになる可能性があります。具体的には、以下の点が考えられます。

1　BMI と何らかの疾患や薬剤効果の検討

　日本人一般集団の body mass index (BMI) はアメリカやヨーロッパ諸国と比較して極めて低いという特徴があります。日本人の年齢標準化肥満率 (BMI が 30 以上の人の割合) は 4.3%（WHO、2016 年）ですが、アメリカでは 36.2%、イギリスでは 27.8% であり、肥満率が全く異なることがわかります。また、やせ (BMI が 18.5 以下) の割合が 6.8%、アメリカが 1.2%、イギリスが 1.3% であり、やせている人が日本人では多いことがわかります[1]。ですので、低体重の人における薬剤の効果や疾患の発症を調べたい時には、似たテーマでも重要な研究になる可能性があります。

2　高齢者における疾患や薬剤効果の検討

　高齢者が多くいることも日本人の一般集団における特性です。日本人の 65 歳以上の高齢者の割合は 29.1%（2021 年）と世界の 202 か国でトップです。同様に、75 歳以上の高齢者の割合は 15.0% です。日本人の人口特性として他国と比較して「高齢者、後期高齢者が非常に多い」といえます。そのため、高齢者における薬剤効果の検討を行う場合には、人数を多く集めることが可能であり、重要な研究テーマとなる可能性があります。

　ほかにも日本の医療体制の独自性による研究の場合、例えば国民皆保険が達成されていること、救急車が無料なこと、クリニックや大規模病院にもフリーアクセスで受診可能なこと、に主題を置く場合は、他国で同じテーマで報告されていても、日本での研究を行う意味があるでしょう。しかし、ただ「日本人でのデータはないから研究しました」は残念ながら、新規性をアピールすることに難渋し、良い雑誌にアクセプトされる可能性は極めて低いでしょう。

❗どうすればよかったか

・日本人で行うことに意義がある研究か検討する。

参考文献

1 ）WHO Global Health Observatory data repository. Prevalence of underweight among adults, BMI<18.5, age-standardized Estimates by country.
https://apps.who.int/gho/data/view.main.NCDBMILT18Av?lang = en

英語論文として
アクセプトされやすい CQ とは？

　複数の研究アイデアが思いついたときに、どのテーマから研究に着手するかはいつも悩ましい問題です。例えば（a）～（c）の調べたいテーマが思いつきました。

（a）日常診療でよく行われている疾患 A に対する処置 X は効果がなさそうな治療だから、無駄な治療をやめるために効果検証をしたい
（b）最近行われ始めた疾患 B に対する薬剤 K の副作用が強くてつらいと聞いているので、薬剤 K の有害事象について調べたい
（c）最近話題の疾患 C について、重篤化のリスクファクターが全然わかっていないため、リスクファクターを探索的に調べたい

　すべてのテーマについて仮に等しい新規性、feasibility（実現可能性）、興味があったとします。
　さて、どの研究が最も論文を書きやすく、それなりに良い雑誌に掲載されそうでしょうか？

　筆者の経験則では、（b）＞（c）＞（a）であると感じます。

　（b）は最近行われ始めたばかりの薬剤 K の有害事象は臨床家にとっても患者にとっても重要な問題です。また、最近行われ始めたばかりというのも、研究をするうえでは行いやすく、従来から行われてきた別の薬剤治療があり、対照群として調べることが可能そうです。PECO で言うならば、P：疾患 B の患者、E：薬剤 K の患者、C：従来の薬剤服用者、O：報告されている有害事象、となります。
　カルテから十分な症例数が取れる、もしくは大規模なデータベースなどがあるようでしたら、すぐにでも始めて先に投稿するのがよいでしょう。結果として有害事象が起こりやすくても、起こりやすくなくても重要な示唆を臨

第 5 章

床現場に与えます。

　（c）は話題の疾患Cの重篤化に関連する変数を探索的に調べる研究です。探索的な研究であるため、何らかの変数について重篤化に関連がある、という結果が出てくるでしょう。論文としては書きやすいテーマであり、よほど既知の情報ではなければ、論文が通る可能性は十分にあります。

　（a）については、実は臨床の先生から相談される研究としてよくあるのがこのパターンです。いつもしている治療や処置がエビデンスもなく行っており、「何か無駄そうだな」と感じて、善意により効果を調べたいと思いつきます。この研究の難しいところは、「効果がないことを検証したい」というところです。ほとんどの検定や回帰分析によるp値が有意な場合は、仮説（効果がない）を棄却することができ、反して効果があると言えるという考え方です。この方法では、p値が有意ではない＝効果がない、とは言えません。この場合は非劣性試験などを行う必要があります。さらには、そもそもその処置Xは日本独自のエビデンスのカケラもない治療だったりするのです。日本でしか行われていない謎の治療Xの効果がないことを検証したところで、英語論文としては興味を惹きつけません。日本の雑誌には掲載される可能性はあり、日本の臨床にとって治療Xをやめる契機になる可能性もあります。誤解を招くといけませんが、「行わないほうがよい」研究ではありません。

　以上は独断と偏見によるものであり、それぞれの疾患や治療の重要度などによってもちろん異なります。このような傾向がある気がする、という程度のものですが、研究テーマ決めで悩んでいる読者がいましたら参考にしてみてください。

第 2 章

研究計画立案

研究計画はすべての STEP の中でもっとも重要です。研究計画が充分に練られたものであるかどうかは、研究の成否に直結します。調べたいこと（リサーチクエスチョン）が決まったら、具体的に対象者をどのように設定するか、集めてくる情報として何が必要か、情報を集める期間や観察期間は適切か、詳細に検討し計画書に記載します。いずれかの項目で誤った設定をしてしまうとバイアスのある結果を導くこととなります。第 2 章では計画作成時に決定しておくこと、およびその各項目の陥りやすいピットフォールについて紹介します。

石橋さん！　人間ドックを受診している人に協力してもらった質問票調査ですが、データを分析してみたんです。それで結構興味深い結果が得られたんです。

 どんなことがわかったの？

 40代の喫煙率が25％でした！　全国の36.5％と比較しても、すごく低い値ですよね！　うちのA市が禁煙支援が豊富だから、その効果かもしれないですよね。

 なるほどねー。でも何か見落としてる気がする。何だろう。

 気のせいですよ。そんなことより、市役所で働いている知り合いが禁煙支援の政策効果が知りたいって言ってたんですよね。早速知らせよう！

 ちょっと待って。何か違和感があるから一度仲間先生に相談しようよ。

 そうですか？（面倒だな）　仲間先生、質問票の分析を行ったので結果を見てもらっていいですか？　すごく良い結果ですよ。

 宇賀津さん、毎度のことだけどいろいろとツッコミどころがありすぎるよ。

え？　何がですか？

そもそも今回の質問票調査に答えてくれた人は？

うちの病院の人間ドックを受診した人に配って、同意してくれた人ですね。

じゃあ回答してくれた人は皆Ａ市在住なの？

そこは抜かりないですよ！　全員Ａ市に住んでいる人でした。

じゃあ、その人たちはＡ市に住んでいる人を代表しているの？

代表……？　まあ、Ａ市代表と言えなくもないと思います。

そういう意味じゃなくて、集団代表性がある集団なのか？　ということよ。Ａ市に住んでいる人の中からランダムに無料の受診券が配布されたとか、そういう事業はしていないでしょ。ということは、わざわざ数万円かかる人間ドックを受診している人たちは、一般の人より裕福で、健康リテラシーが高い人たちだと思わない？

言われてみれば確かに。

ということは、その人たちの喫煙率を一般集団の喫煙率と比較して高い低いと論じるのはおかしいと思わないかな？

第1章

第2章　研究計画立案

第3章

第4章

第5章

51

NGポイント

・研究対象者の結果を住民全体の結果であると解釈している。

解 説

　研究を始める前に「誰」の「何」の効果を調べたいのかを明確にする必要があります。そのためには、研究で集める対象がどのような集団であり、どのような偏りを有する可能性があるかについて、研究開始前にきちんと把握している必要があります（No. 8 参照）。

　人間ドックを受診している人は仲間先生の言う通り、自分の意思で数万円を支払って健康管理を行おうとする集団です。このような人たちは、裕福であり、ヘルスリテラシーが高い集団であることが予想されます。この集団を研究することで生じるバイアスをヘルシーユーザーバイアス（healthy user bias）と呼びます。Ａ市全体を代表してサンプリングした集団ではないため、この研究集団における喫煙率をＡ市の住民全体の喫煙率とみなすことはできないでしょう。

　このヘルシーユーザーバイアスは選択バイアスの一種ですが、交絡バイアスとして存在することもあります。例えば、「コーヒー飲料の摂取は肝疾患のリスク低減と関連している」かどうかという長年の研究テーマがあります。健康な人がコーヒーを多く飲み、また肝疾患が少ないという関連があれば、ヘルシーユーザーバイアスが存在する可能性があります。様々なバイアスの影響に対応した研究[1]では、生活習慣の交絡因子を考慮した結果、1 日 3 杯以上のコーヒーが肝硬変の抑制と関連していました。しかし、コーヒー摂取と脂肪肝の抑制との関連は認められませんでした。

　二次データの利用ではなく、参加者を募った研究の場合の対象者は通常よりも健康に関心がある人が多くなる可能性があります。人間ドックを受けた人の

うち、質問票調査に回答してくれた人が、さらに厳選されて健康意識が高い可能性があるのです。この場合のバイアスをボランティアバイアス（volunteer bias）と呼びます。

ボランティアバイアスの例として、小児アトピーに対するプロバイオティクス補給の試験データ[2]では、試験が進むにつれ最も所得が低い人々の参加者が減少することが報告されています。所得が低い参加者は、6か月、2年後のフォローアップを失い、乳児の血液サンプル提供に同意しない傾向が強かったそうです[3]。

ボランティアは高学歴、高社会階層出身、承認欲求の高い人、女性、より健康で、より頻繁に治療を遵守することがわかっています。そのため、調査対象者のうち回答率が50％程度だったときには、対象者の中で上記の人たちがよく回答してくれているということを念頭に置く必要があります。ボランティアバイアスへの対応としては、回答率を向上させるようにすることが基本的な対応策になります。

❗どうすればよかったか

- 研究の標的集団を明らかにし、サンプリングについて偏りがあるか検討する
- 調査を行う際には回答率を向上させるように計画する

参考文献

1）Niezen S, et al. Coffee consumption is associated with lower liver stiffness: a nationally representative study. Clin Gastroenterol Hepatol. 2022; 20: 2032-2040. e6.
2）Jordan S, et al. Volunteer bias in recruitment, retention, and blood sample donation in a randomised controlled trial involving mothers and their children at six months and two years: a longitudinal analysis. PLoS One. 2013; 8: e67912.
3）Brassey J, et al. Volunteer bias. Catalogue Of Bias. 2017.
http://www.catalogofbias.org/biases/volunteer-bias

各統計ソフトウェアの比較

　皆さんは統計解析に何のソフトウェアを使っていますか？　医療統計で使われるものは、R、Python、Stata、SAS、SPSS、JMP、Excel が挙げられるでしょう。

①費用

　無料で使用できるのは R と Python です。一方、ほかのソフトウェアではサブスクリプション形式で提供されており、Stata は約 1.5 万〜 10 万円／年（学生版や一般で異なる）、SPSS は約 19 万円／年、JMP は約 13 万円／年、SAS は約 5 万円／年と、かなりの費用がかかります（永続版ライセンスが提供されているものもあり）。Excel は多変量解析を行うだけでもアドインソフトを購入する必要があります。以上より、費用面では R と Python に軍配が上がります。

②再現性

　R、Python、Stata、SAS は CUI（コードを書く）で解析するため再現性が高いです。

　一方、SPSS、JMP、Excel は GUI（カチカチクリックする）で解析を進める場合が多く、後で振り返ったときにもとの解析方法を忘れているかもしれません。以上より、再現性では R、Python、Stata、SAS に軍配が上がります。

③クリック対応

　再現性と対をなす概念になります。つまりクリックで進めるほうが、初心者にとって簡単です。最も皆さんに馴染みがあるのは Excel でしょう。ただ複雑な解析には向きません。SPSS、JMP はクリック主体であり複雑な解析にも対応可能です。

　R と Stata はコード主体ですが、R は EZR という無料のソフトウェアを導入すればクリックで進めることができます。Stata や SAS もクリック対応しています。

Python はコードのみです。

　以上より、ハードルの低さの点では、1 番が JMP、SPSS、2 番が R、Stata、SAS、3 番が Python と言えるでしょう。

④ 機械学習

　Python が最も強いです。Deep learning でも何でもできます。次点が R です。R も Deep learning に対応していますが Python よりはユーザーや文献が少なく、最新手法の実装が遅かったり、処理速度が遅いとされます。ただ、サポートベクターマシンや XGBoost などは R でも容易に実行可能です。SAS や Stata もかなりの種類のアルゴリズムを実行できますが、R よりはやや弱い印象です。JMP、SPSS、Excel 単体で機械学習を行うのは困難と思われます。以上より、機械学習の点では、1 番が Python、2 番が R、3 番が SAS、Stata と言えるでしょう。

⑤ 日本語参考書の豊富さ

　肌感覚になってしまいますが、R と Python が最も多いです。以降、Stata、SPSS、JMP、SAS という印象です。Excel は簡単な統計解析に絞れば一定数存在します。

　以上 5 つの視点から、各種統計ソフトウェアの比較をしました。新たに統計解析を始める方、ほかのソフトウェアに乗り換えたい方は参考にしてみてください。ちなみに、筆者らは 4 名皆が R ユーザーです。初心者向けの R 本も出版していますので、ご興味のある方は Amazon で検索してください。

参考 URL

1) https://www.lightstone.co.jp/stata/pricelist.html?gclid=Cj0KCQiA2-2eBhClARIsA GLQ2RmhS0g87i3c4RYSbU3tMFmycUjhF2zkbtIArpT2E9ZYQzOaUPMINWsaApiz EALw_wcB
2) https://www.jmp.com/ja_jp/software/buy-jmp.html
3) https://www.ibm.com/marketplace/purchase/configuration/ja/jp/checkout?editionID=EID5HFZ6
4) https://www.sas.com/ja_jp/insights/articles/analytics/analyticspro-for-academic.html

No. 12 交絡
結果を歪める大事な要因を見落としていた

五代教授！ 驚くべき発見をしてしまったようです。

おお！ それはぜひ聞かせてもらいたいね。どんな発見なんだい？

疾患 Z に時々使われている T 薬なんですが、これを使うと死亡のリスクが倍になってしまうことがわかりました。T 薬の投与を禁止しないとならないです。

ほほう、それが本当ならその薬は投与してはいけないね。

それどころか、この薬を世の中からなくさないとこれからもどんどん患者が死亡してしまいます!! 急いでプレスリリースを出しましょう。

ずいぶん興奮しているね。まずは落ち着こう。

いや先生、笑い事じゃないですよ。

わかったわかった。それじゃあ研究の詳細を聞かせてもらおうかな。

はい。この研究は当院の重症疾患 Z で入院した患者を対象にした後ろ向きコホート研究です。

それで君の研究テーマの PECO は何かな？

Pは疾患Zで入院した患者
EはT薬を投与した患者
CはT薬を投与しなかった患者
Oは死亡
です。

それでどんな解析をしたのかな？

ロジスティック回帰分析をやりました。T薬の使用の有無に加えて年齢、性別、疾患Zの重症度スコア、既往歴を調整しました。

なるほどね。ところで君は患者さんが悪くなりそうなときには良くなる可能性のある治療はできる限りすべてやるというスタンスだったよね？

はい。うちのボスがそういうスタンスなので、皆そうやっていると思います。

そうだよね。それじゃあその「悪くなりそうな感じ」というのはどうやって判断しているの？　重症度スコアだけで判断できるのかな？

いえ、確かに重症度スコアが高い人は死亡しやすいというのはありますが、重症度スコアが同じでも悪くなりそうな患者さんとそうでない患者さんがいます。入院前の治療に対する反応性だったり、本人の元気さだったり、そういうのを総合的に見てある程度悪くなりそうな人が予想できると思います。

第1章

第2章 研究計画立案

第3章

第4章

第5章

ということは、「悪くなりそうな感じ」のある人にＴ薬を使用しやすいってことだね？　同時にそういう人たちは死亡しやすいってことになる。

そうですね。

この場合の「悪くなりそうな感じ」は交絡因子と言って、無視してしまうとＴ薬がアウトカムに与える影響を正しく評価できないんだよ。

そうなんですね。何となく重症度スコアさえあれば交絡って調整できているものだと思っていました。治療の反応性も本人の元気さもデータを取ってません。

それはデータの取り直しが必要だね。データの取り直しの前に、ほかに「悪くなりそうな感じ」をどうやって判断しているのかを詳しく考えて、先にリストアップしておこうか。

わかりました。（すごい発見だと思ったのに……）

NGポイント

・交絡因子の検討が不十分であった。

解　説

治療がアウトカムに与える影響を検討する研究で交絡は常に問題となりま

す。治療がアウトカムに与える影響を推定する際にある要因が以下の 3 つの
条件を満たすとき、その要因を交絡因子といいます (図 1)。

1	アウトカムのリスク要因である
2	治療選択に影響する
3	中間因子ではない

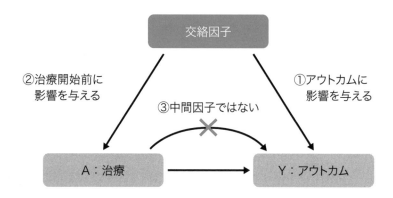

図1　交絡因子

　例えば高脂血症患者に対するスタチンの心筋梗塞予防効果を評価する場合を
考えてみましょう。糖尿病は心筋梗塞のリスク要因です。医師は高脂血症と糖
尿病の合併患者に対して積極的に高脂血症の治療を行うでしょう。したがって
糖尿病はアウトカムである心筋梗塞のリスク要因であると同時に、治療選択に
影響を与えます。この場合糖尿病は交絡因子と言います (図 2)。

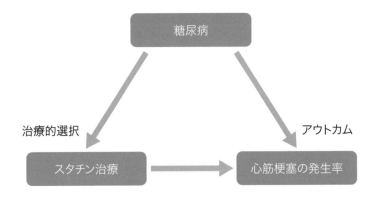

図2　糖尿病はスタチン治療の心筋梗塞発生率に対する影響を検討する際の交絡因子である

　一方、スタチンによる治療後の LDL の値を考えてみましょう。スタチンを投与することで LDL の値が下がり、その結果心筋梗塞が減るという治療とアウトカムの間に経由する因子です（図3）。この因子を中間因子と言います。交絡因子を無視してしまうと治療とアウトカムの関係を正しく推定できません。また、中間因子を調整してしまうと治療とアウトカムの関係を不要に弱めてしまいます。

　ランダム化は交絡因子の制御方法として最も強力です。ランダム化を行うことによって、測定された交絡因子だけでなく、未測定の交絡因子についてもバランスが取れます。しかしながらランダム化が難しい研究テーマも数多く存在します。後ろ向きの研究を含めランダム化されない研究では何らかの方法で交絡因子を調整する必要があります。最もよく用いられている方法が回帰分析による調整です。そのほか、近年傾向スコアを用いた方法も爆発的に増えています。また、利用可能な場面は限られますが、未測定の交絡因子も調整できる可能性のある方法として操作変数法や不連続回帰（regression discontinuity）デザインがあります。

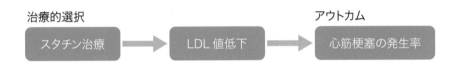

図3　LDL 値はスタチン治療の心筋梗塞発生率に対する影響を検討する際の中間因子である

　交絡因子の候補は研究計画の時点で挙げておく必要があります。関連する先行研究からアウトカムのリスク要因となるものをリストアップし、その中で治療選択に影響を与える因子を選択するのが効率的です。

　交絡因子の数が多い場合、回帰分析を行う際に利用する交絡因子をどのように選択するかについては様々な議論がありますが、治療効果を評価する研究テーマの場合、ベースラインの比較において統計学的に有意なものを選択する、stepwise 法を用いるなどはやめましょう。臨床的に重要なものから順に選んでいくことをお勧めします。

　一方、予測モデルを作成する場合は交絡因子を考える必要はなく、どのような方法で変数を選択しても構いません。

❗どうすればよかったか

・計画段階で交絡因子の候補を網羅的に挙げておく

DAG

DAG（directed acyclic graphs、非巡回有向グラフ）とは変数間の関連の方向をつけて可視化する方法です。最近は臨床系の論文でも DAG が描かれていたり、査読で DAG を描くことを求められることもあります。**No.12** で書かれている**図1～3** は DAG であり、描けるようになると大変便利です。

DAG の構成要素は大きく2つです。

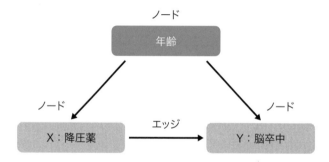

①ノード（Node）：一つ一つの変数
②エッジ（Edge）（アーク ark とも言われる）：ノードからノードへの関連を示す矢印

図1　DAG の構成要素

DAG を描くルールとして、一方向性（非巡回）があります。例えば「血圧が高い→降圧薬使う→血圧が下がる（or 下がらない）→降圧薬の種類や量の調整」という影響があるとします。これを示す DAG は**図2** の上の図のようなものではなく、**図2** の下の図のように時点ごとにばらばらにして示します。

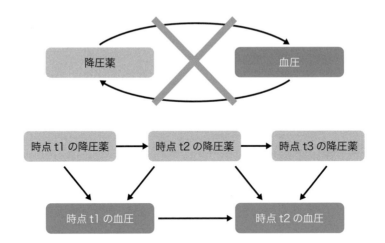

図 2　DAG の時点別の書き方

DAG を用いる利点としては以下のようなものがあります[1]。

①データ収集ならびに解析計画を促進する
②研究結果を伝え合うことを促進する
③交絡因子の選択において、ありがちな落とし穴を避ける

　得られた変数同士の関係は1人で検討するのが困難な場合もありますので、DAG で可視化して相談することで、より質の良い研究となるでしょう。

参考文献

1）鈴木越治 , 他 . 医学における因果推論第二部 - 交絡要因の選択とバイアスの整理および仮説の具体化に役立つ Directed Acyclic Graph. 日衛誌 . 2009; 64: 796-805.

Immortal time bias
死亡するはずがない期間を考える必要があった

 先日、私の受け持ち患者の田中さんが心筋梗塞を起こして亡くなってしまいました。特にリスクのなさそうな患者さんだったんですが……。

 それは残念でしたね。何か思い当たる原因はあるのですか？

 はい、C薬を処方した後に亡くなったため、C薬による有害事象を疑っています。田中さんのような患者さんをなくすためにも、何とか原因を突き止めたいです。

 日々の診療からクリニカルクエスチョンを紡ぎ出す。素晴らしいですね。

 C薬は有害事象も報告されていますし、しっかりと研究をしたほうがよいと思います。

 なるほど。石橋さんの心意気には感心します。

 今考えているデザインは、過去のカルテレビューによる retrospective cohort study です。
P：入院患者
E：C薬の処方あり
C：C薬の処方なし
O：死亡

です。入院から死亡までの時間を生存解析で比較しよう
と思います。

それは非常によくある間違いだね。そのデザインだと、
長く生きているほどC薬を処方されやすいことになるの
で、C薬を投与された患者に有利になります。

NGポイント

・イベントが起こり得ない時間（immortal time）を考慮していない（曝露を受
　けるためにはそれまで生きている必要がある）。

解 説

　「曝露の定義上イベントが起きる可能性がない期間」の存在は immortal
time bias が発生します。Immortal time とは日本語訳すると「不死の時間」
です。

　図 1 では入院日を t_0（time zero：追跡開始時点）としています。このとき、
C薬を処方された群（曝露群）は、その定義上 t_0 からC薬処方までの間に心
血管イベントが起きません。なぜなら、入院からC薬処方までの期間にイベ
ントが起きてしまった時点で、対照群に決定するためです。つまり、曝露群
において、t_0 〜 C薬処方日までの期間は死亡を起こし得ないため、immortal
time となります。曝露群の死亡リスクを求める際に immortal time を含めて
しまった場合、immortal time の分だけ分母の期間が大きくなる一方で、イ
ベントの分子は変わらないために、リスクが過小評価されることになります。

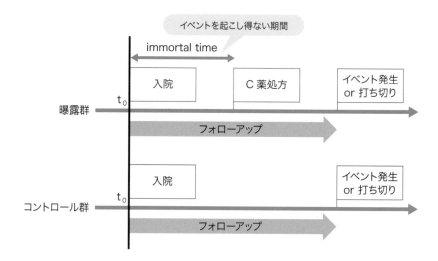

図1　Immortal time

　対処法としては2つあります。

　1つ目はランドマーク解析です[1]。これは、追跡期間中のある時点をランドマークと設定し、その時点までイベントが起きていない人のみを解析対象にする方法です（図2）。今回の例では、例えばランドマークを1週間と設定します。この時、1週間未満に死亡が発生した、もしくは打ち切りになった患者を除外し、ランドマークである1週間時点からフォローアップ開始とします。結果、曝露群から immoral time が消失し、バイアスのない2群間比較を行うことができます。なお、対照群の患者が1週間後以降にC薬を処方された場合でも、その情報は無視され当該患者は対照群として扱われます[2]。

　注意点は、以下の通りです。

①ランドマークの位置次第で結果が変わる可能性があります。ランドマー

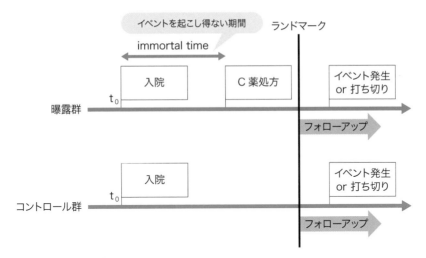

図 2　ランドマーク解析

　クを動かした感度分析が好ましいとされます。

②ランドマークを後ろへ持っていくほどサンプル数が減少します。

③解析結果は、ランドマークまでイベントが発生しなかった集団のみに
　外挿できるため、一般化可能性の限界があります。

　2 つ目は時間依存性 Cox 回帰を用いる手法です [3]。曝露群の t_0 〜 C 薬処方
までの期間を曝露なし（対照群）として扱い、C 薬処方以降の期間を曝露あり
として扱います。つまり、C 薬処方の前後で曝露が変化します（時間依存性）。
こちらはランドマーク解析と異なり、ランドマーク以前の期間もすべて解析対
象とすることができるため、サンプル数の減少や一般化可能性の問題を回避す
ることができます。ただ解析手法がやや煩雑になることや、結果の解釈が難し
いというデメリットもあります。

ほかに immortal time bias が生じる例としては、以下が挙げられます。いずれも t_0 と治療割付時点が一致していないことが原因となっています。

●入院後 2 日以内に治療 X を開始した群 vs. 3 〜 7 日目に治療 X を開始した群で、死亡率を比較したい。
　→ 問題点：3 〜 7 日目に治療を開始した群には、2 日以内の死亡が含まれ得ない (immortal time) ため有利になってしまう。
　→ 対処法：ランドマークを 7 日と設定し、7 日以内の死亡は除外する。つまり、8 日以上生存した人のみを解析対象とする。
●喘息入院患者において、退院日に吸入ステロイドが処方された群と、退院日から 1 年間で一度も吸入ステロイドが処方されなかった群で、死亡率を比較する
　→ 問題点：退院日から 1 年以内に吸入ステロイドを処方された患者が除外されてしまう。当該患者は吸入ステロイド処方までは生存していることが担保されているため、immortal time を有している。
　→ 対処法：除外された人も解析対象に含め、ステロイド処方前を曝露なし（対照）、ステロイド処方後を曝露ありと見なし、時間依存性Cox 回帰を行う。

❗どうすればよかったか

・immortal time bias を認識し、適切なデザインおよび統計手法で対処する

参考文献

1 ）Morgan CJ. Landmark analysis: a primer. J Nucl Cardiol. 2019; 26: 391–393.
2 ）Li Y, et al. Statistical Considerations for Analyses of Time-To-Event Endpoints in Oncology Clinical Trials: Illustrations with CAR-T Immunotherapy Studies. Clin Cancer Res. 2022; 28: 3940-3949.
3 ）Suissa S. Immortal time bias in pharmacoepidemiology. Am J Epidemiol. 2008; 167: 492–499.

No. 14 減少バイアス

途中で脱落した患者を解析から除外してしまった

 解析の相談があるのですがお時間ありますか？

 ちょうど今時間があるからどうぞ。

 外来患者の 1 年後の ADL を調べていたのですが、20％くらいの患者さんが外来に来なくなってしまっていたんです。

 先生は外来で患者さんに冷たいの？

 そういうつもりはないのですが、私に原因があるなら直さないといけないですかね……。でもそういう相談ではなくて、解析の相談です。

 ごめんね、冗談よ。外来に来なくなった患者さんがいるんだったね？

 そうなんです。外来に来なくなってしまった患者さんを除外して解析したら何となくまずい気がするのですが、実際どうなんでしょう。

 なるほどね。確かに石橋さんの言う通り、除外するとバイアスの原因になると言われていたような記憶があるわ。

 そうなんですね。でも、アウトカムが欠損している患者を含めて回帰分析はできないのでどうしたらいいでしょう。

ちょっと難しいな。五代教授に相談に行こうか。

~（研究室へ移動）~

 五代教授、そういうわけで追跡できなくなってしまった患者さんの解析方法についてご相談があるのですが。

 それは対処法として2通り考えられるね。一つはアウトカムを2値にカテゴリー化して生存時間分析にすること、もう一つは多重代入法や重み付けをすることだね。前にやったRのスクリプトがあるから参考にしてみてくれるかな。

 ありがとうございます。

NGポイント

・途中で脱落した患者を除外して解析している。

解説

　減少バイアス（attrition bias）とは、無作為化臨床試験やコホート研究において、なんらかの理由で研究対象者が研究から脱落する際の系統的な違いから生じるバイアスを指します。研究実施中に研究対象者が脱落するために発生する選択バイアスの一種です[1]。

　この脱落がランダムに起こる場合、研究の検出力は弱まりますが、通常は大きな問題にはなりません。しかし、グループ間で追跡不能になった研究対象者

の背景や重症度などの特徴が異なる場合、この脱落は系統的なバイアスをもたらす可能性があります。アウトカムの観察が欠落している患者が、より悪いアウトカムである患者の場合にも同様に問題となります。また、研究対象者の脱落によって、曝露や介入の効果が正しく得られないという内的妥当性の問題に加えて、研究対象者の特徴がもとの集団と異なってしまうために一般化可能性も低下します。

　どの程度の研究対象者が脱落した場合に減少バイアスが問題となるかについてはっきりした基準はありませんが、単純な「5-20 経験則」が提案されています [2]。この経験則では 5％未満の減少はおそらくほとんどバイアスを生じず、20％以上の減少は結果の妥当性に深刻なバイアスをもたらす可能性があり、その中間のレベルでは中程度の問題につながるとしています。しかしながら、頻度の低いアウトカムの場合、研究対象者のわずかな変化で P 値が大きく変化してしまう可能性があるので注意が必要です。

　脱落した患者を除外して解析してしまうと減少バイアスにより正しい結果が得られないため、これを避けるためには脱落をできる限り減らす必要があります。前向き研究や無作為化比較試験であれば脱落を防ぐための計画を綿密に立てることで脱落を最小限に抑える努力が必要です。一方、カルテレビューやデータベース研究は既にデータが欠落してしまっているため、脱落を防ぐことができません。その場合、統計学的に多重代入法や重み付けを行うことでバイアスを減少させることが報告されています [3]。

　アウトカムが 2 値であれば生存時間分析を行うことも可能です。生存時間分析は途中で脱落した研究対象者が観察されている研究対象者と同じようにアウトカムが発生すると仮定して分析する方法です。アウトカムが連続変数の場合、2 値にカテゴリー化することで生存時間分析を行うことが可能ですが、この場合もカテゴリー化には注意が必要です（No. 24 参照）。

❗ どうすればよかったか

- アウトカムを 2 値にして生存時間分析を行う
- 多重代入法や重み付けを行う

参考文献

1) Nunan D, et al. Catalogue of bias: attrition bias. BMJ Evid Based Med. 2018; 23: 21-22.
2) Schulz KF, et al. Sample size slippages in randomised trials: exclusions and the lost and wayward. Lancet. 2002; 359: 781–785.
3) Kristman LV, et al. Methods to account for attrition in longitudinal data: do they work? A simulation study. Eur J Epidemiol. 2005; 20: 657-662.

No. 15 検出バイアス
一方の群だけアウトカムが発見されやすくなっていた

 何だか疾患 Z の患者さんは疾患 Q を持っている人が多いように思います。この間も疾患 Z で入院した患者さんの精査をしたら疾患 Q が見つかったんです。両方とも脳に変化が起こるという点以外は全く共通点がないのに、これってもしかしてすごい発見じゃないですか？

 ふむふむ。今の話からするとクリニカルクエスチョンは「疾患 Z の患者は疾患 Z を発症していない患者と比較して疾患 Q を発症しやすいか」ということかな？

 そうです。もう確実だと思うんです。

 疾患 Z の患者さんは脳に病変があるから、精査しているときにたまたま疾患 Q が見つかっただけじゃない？

 それにしても多いと思います。疾患 Z の患者さんの中で疾患 Q がある人の割合は 10％で、先行研究によれば一般集団の疾患 Q の有病割合は 1％なんですよ。

 一般集団の人は皆 MRI を撮ったの？

 さすがに撮っていませんよ。症状が出て疾患 Q が見つかった人の割合です。

 では、全例 MRI を撮る疾患 Z の患者さんと一般の人での比較は難しいね。検査をされやすい状態の人で病気が

73

見つかりやすくなるのは当然で、検出バイアスと呼ばれているのよ。

なるほど。では、例えば人間ドックで定期的に脳の MRI を撮っている人の疾患 Q の割合と比較するのはどうでしょうか。

お、珍しく良いアイデアね。疾患 Q の見つけやすさは同じになる。でも、定期的に脳ドックを受ける人は健康意識が高そうだから、疾患 Z の人とはいろいろな面で違いがあって単純には比較できないね。これは比較可能性とか内的妥当性と言って……（臨床試験の話や研究デザイン、統計手法の話が無限に続く）

NGポイント

・片方の群でアウトカムを見つけやすい状態になっている。

解 説

　検出バイアス（detection bias）とはアウトカムの測定や検出が群間で異なることにより生じるバイアスであり、『A Dictionary of Epidemiology』[1] では「結果の確認、評価、診断、検証において、研究グループ間の系統的な差異に起因するバイアス」と定義されています。

　例えば、犬咬傷で受診した患者さんの耐糖能異常の割合が一般集団の耐糖能異常の割合より高かった場合、犬咬傷は耐糖能異常と関係があると結論づけるのは誤りです。これは単に犬咬傷で受診した患者さんは採血されやすく、その

結果何らかの異常が見つかる確率が、検査をしていない一般集団より高いことに起因します。

　犬咬傷は大変馬鹿げた例なので、そのような間違いをするはずがないと思われるかもしれません。しかし、過去に多くの臨床研究で検出バイアスによる誤った結果が公表されています。代表的なものに、肥満者は標準体重者と比較して前立腺が大きく正確な生検診断が困難になることから、肥満が前立腺がん発症に与える影響が過小評価された研究 [2, 3]、スタチン内服者が乳がんのスクリーニングを受けやすいため、スタチン内服者は乳がんのリスクが高いという結果が出た研究があります [2, 4]。

　上記の例からわかるように、検出バイアスは、アウトカムを定められた方法で測定する臨床試験よりも、観察研究で問題になることが多いバイアスです。観察研究で最も注意しなければならない例として、アウトカムに薬の有害事象を設定する場合があります。

　日本では厚生労働省が医薬品の使用に関して注意喚起を促す際に、緊急安全性情報（イエローレター）および安全性速報（ブルーレター）を随時発行しています。2023年2月時点、最後のイエローレターは2007年のタミフル®使用後の異常行動に対するものでした。イエローレターやブルーレターは非常に影響力が大きく、現にタミフル®のイエローレター発出後は注意喚起の対象となった10代インフルエンザ患者へのタミフル®処方は激減しました。処方が激減したということは、医療従事者が有害事象の可能性について十分認識していることを示し、タミフル®使用後の有害事象は診断されやすく報告されやすい状況であり、研究を行う際の検出バイアスとなり得ます。日本のイエローレターやブルーレターに限らず、各国の有害事象報告システムや治験の報告も同様に医療従事者の行動に影響を与える可能性があります。

　検出バイアスを回避するためには、アウトカムの検出に影響を与える要因がすべての群で等しくなるように研究を計画する必要があります。無作為化は未

知の要因にも有効ですが、観察研究の場合は無作為化できないため、研究デザインの工夫、統計的な調整を行うことによって検出バイアスを回避します。例えば、前述のスタチン内服が乳がんに与える影響については、後にスクリーニング回数を多変量回帰により統計的に調整し、スタチンと乳がん発症に関連がないことを示した研究が発表されています[4]。有害事象の知識を得たことによる影響を避けるためには、有害事象の情報が共有される以前のデータを使用するなどの工夫が必要です。

❗どうすればよかったか

- 曝露群と対照群でアウトカムの検出されやすさが同じになるようにデザインする

参考文献

1）Porta M. A dictionary of epidemiology. Oxford University Press, 2014.
2）Catalogue of Bias Collabaration, O'Sullivan J, et al. Detection bias. Catalogue of Bias. https://catalogofbias.org/biases/detection-bias/（2017）.
3）Rundle, A. et al. Larger men have larger prostates: Detection bias in epidemiologic studies of obesity and prostate cancer risk. Prostate. 2017; 77: 949–954.
4）Wirtz HS, et al. Evidence for detection bias by medication use in a cohort study of breast cancer survivors. Am J Epidemiol. 2017; 185: 661-672.

ChatGPT

2022 年 11 月に OpenAI がリリースした ChatGPT（https://chatgptonline.
net/）という対話型人工知能ツールにより SNS 上（少なくとも筆者の
Twitter タイムライン上）は大騒ぎになりました。ChatGPT は従来の対話型
人工知能と比較して、回答がより流暢で正確であることに加え、プログラミ
ングコードの生成や英文校正などをほぼ実用可能なレベルでこなします。そ
ればかりでなく、アメリカの医師国家試験やそのほかの資格試験に合格する
実力があることも確認されています [1]。SNS 上では次々に新しい使い方が共
有され、研究者のコミュニティでは「英文校正が手軽になった」、「プログラ
ミングする際にググる必要もなくなった」、「これ、ひょっとして論文書いて
くれるのでは……？」、「研究者はいらなくなりそう」と興奮と困惑の入り混
じった感想が飛び交っていました。

では、本当に AI が代わりに研究をして論文まで書いてくれるのでしょう
か。2023 年 2 月時点では、その答えは No です。現状、ChatGPT に参考文
献付きで疾患の概要説明を求めると、存在しない参考文献をつけてそれら
しい説明が回答として返ってきます。「それらしい説明」は結構正確なので、
はじめのうち筆者はでたらめな参考文献であることに気づかず、原典を求め
てインターネットを彷徨ってしまいました。このような問題は人工知能の学
習とともに将来解決される可能性もありますが、科学者コミュニティは既に
ChatGPT の乱用に警鐘を鳴らしています。

ChatGPT を著者とした論文が出版され始めた [2] ことを背景に、『Nature』
では人工知能は著者になれないこと、ChatGPT などの人工知能ツールの使
用は論文内に記載することを求める文書を出しました [3]。『Science』ではも
う少し踏み込んで、著者は研究の責任を負うという観点から著者にはになれ
ないこと、さらに ChatGPT を含む人工知能が作成した文章や図を使用する
ことは研究不正にあたるという見解を示しました [4]。

とはいえ、我々研究者は既に日常的に複数の研究補助ツールを使用しており、その中には人工知能といっても差し支えないものが多く含まれています。文法チェックツールやパラフレーズツールは英語ネイティブでない日本人研究者にはとてもありがたいものですし、関連文献検索ツールも既存研究のレビューを効率化してくれます。どこまでを人工知能と呼ぶか、どのような使用方法なら許容されるのかは未だ定まっていないのが現状です。それらのツールが差し出すものを盲目的に使用することは憚られますが、研究者が自身で確認したうえでの使用は研究の効率化やエビデンス創出の促進につながります。医学研究で人工知能をどのように活用していくかは今後もしばらく議論が続くものと思われます。

　なお、本コラムの執筆にあたり、ChatGPT にコラム代筆が可能か確認したところ、「人工知能が生成した文章をコピー＆ペーストして学術的な文章を作成してはいけません」と諭されました。そのため、本コラムは著者のオリジナルであることを申し添えておきます。

参考文献

1) Tiffany HK, et al. Performance of ChatGPT on USMLE: Potential for AI-Assisted Medical Education Using Large Language Models. medRxiv. 2022; 12: 22283643.
2) ChatGPT Generative Pre-trained Transformer, Zhavoronkov A. Rapamycin in the context of Pascal's Wager: generative pre-trained transformer perspective. Oncoscience. 2022; 9: 82-84.
3) Tools such as ChatGPT threaten transparent science; here are our ground rules for their use. In: Nature Publishing Group UK [Internet]. 24 Jan 2023 [cited 4 Feb 2023].
4) Thorp HH. ChatGPT is fun, but not an author. Science. 2023; 379: 313.

No. 16

Look-back period
過去の病歴を考えていなかった

 この前の話なのですが、新しい降圧薬Kを70代の女性に処方しようとしたんですよ。とても心配性な方で、「降圧薬Kを内服したら緑内障になってしまうかもしれない。友だちでそういう人がいた」と仰って、内服開始を受け入れてくれませんでした。

 それは大変でしたね。

 降圧薬Kと緑内障発生の関連を検討した既報は見当たらないので、研究してみたいと考えています。

 素晴らしいですね。ちなみに、緑内障発生のアウトカムをどうやって拾う予定ですか？

 今回は大規模診療報酬データベースを使った研究を行う予定です。降圧薬Kの処方を開始してから初めて緑内障の病名がついた日を発生日とします。緑内障の病名はICD-10コードで定義します。

 それだと過去に発生した緑内障の人が含まれてしまう可能性がありますね。もう少し工夫が必要です。

NGポイント

・過去の病歴を十分考慮に入れていない。

　新規のアウトカム発生を見るためには過去にさかのぼってアウトカムが発生していないことを確認する必要があります。この期間を look-back period と呼びます。

　石橋さんのように過去の病歴を振り返らずにアウトカムの発生を定義してしまうと、発生率の過大評価につながります。既にアウトカムを発生した患者は除外する必要があります。

　図 1 では、降圧薬 K の処方開始日が 2022 年 4 月 1 日で、以降で最も近い緑内障病名がついた日付が 2022 年 6 月 15 日だったとします。この場合、石橋さんの考え方に従うと、6 月 15 日が緑内障発生になります。しかし緑内障は慢性疾患です。既に診断を受けており、定期通院のために眼科受診したと考えるのが普通でしょう。図 1 のように降圧薬 K の処方開始日よりも前に緑内障の診断を受けている場合、降圧薬 K が緑内障の発症の原因とは言えないでしょう。そこで、降圧薬 K の処方日から 1 年間の look-back period をとることで緑内障病名の存在を拾うことが可能となり、2022 年 6 月 15 日の緑内障病名が新規発症でないと判断できます。

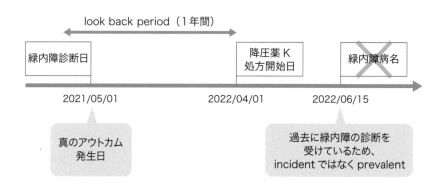

図1　Look-back period

　さて、それではどの程度の look-back period が必要なのでしょうか。対象疾患にもよりますが、緑内障の場合は 3 年との報告があります [1]。同論文では、look-back period を 9.5 年間とした時の発生率を gold standard としたとき、look-back period を 6 か月、12 か月、24 か月、36 か月とした時の発生率はそれぞれ 514%、136%、43%、14%の過大評価となりました。それ以上 look-back period を延長しても過大評価の程度は不変でした。よって、36 か月でプラトーに達したため、3 年間が必要という結論になりました。ほかの疾患でも適切な look-back period が研究されており、糖尿病では 3 年間（過大評価 10%）、結腸直腸がんでは 3 年間（過大評価 10%）、心不全では 4 年間（過大評価 10%）と報告されています [2]。

　Look-back period を長くするとアウトカム病名の妥当性は上がる一方、サンプル数は減少していきます。実際の研究では、このトレードオフの中で最適な look-back period の期間を見出すことになります。また、上記の具体的な数値に関しては、国やデータベースの種類によって変化するため、コンセンサスのとれたカットオフ値は存在しません。一般的には、非致死性の疾患や慢性疾患では look-back period を長くとる必要があると考えられています [3]。

❗どうすればよかったか

・追跡開始時点から遡った一定の期間（look-back period）をとり、追跡後の疾患発生が新規のものであることを担保する

参考文献

1）Stein JD, et al. Identification of persons with incident ocular diseases using health care claims databases. Am J Ophthalmol. 2013; 156: 1169-1175. e3.
2）Abbas S, et al. Estimation of disease incidence in claims data dependent on the length of follow-up: A methodological approach. Health Serv Res. 2012; 47: 746–755.
3）Rosenlund M, et al. Impact of variable look‐back periods on the incidence rates of chronic diseases using real world data. Pharmacoepidemiol Drug Saf. 2020; 29: 1086–1092.

世界一周旅行

　論文がリジェクトされたらどんな気持ちになりますか？　落胆する、怒りに震える、投稿した論文のことは忘れたいと思うなど人によって様々かもしれません。私は初めての論文を投稿するよりも前に、私を指導してくれた師匠から「リジェクトされたとしても何も気にする必要はない。単に次の雑誌に投稿するだけだ」と言われたおかげか、リジェクトされたときにそういうものだと思い淡々とコメントを読んで参考になると思った部分のみ採用して次の雑誌へ投稿してきました。おかげさまで今までリジェクトされたときに特別な感情を抱くことなく次の雑誌に投稿するという作業を繰り返すことができています。

　私のこれまでの論文で投稿回数が最も多かった論文は第1位がなんと16誌でした。つまり、15回リジェクトされているということになります。私としてはかなりうまく行った研究で結果もきれいだったと思いますが、レビュアーにはそう見てもらえなかったようです。投稿先の雑誌の国籍を並べてみると表1のようになりました。残念なのかよくやったというべきか、アメリカから始まり北米、イギリス、ヨーロッパ、アジアと世界1周旅行をしています。あまりにリジェクトされすぎたせいかアクセプトの連絡がきたときにも喜びは特になく、何の感情も湧きませんでした……。次は論文ではなく自分が世界一周旅行に行きたいものです。

表1　投稿先の国籍

日本
中国
アメリカ
カナダ
イギリス
オランダ
ドイツ
ベルギー

No. 17 New-user design

薬を開始した時期を考慮していなかった

最近販売された新しい降圧薬 K は、降圧作用は抜群なのですが、内服開始後に低カルシウム血症になりやすいという症例報告が複数出ているんです。そこで、降圧薬 K と低カルシウム血症の関連を明らかにするために、研究計画を立てて倫理申請も通りました！

素晴らしいですね。

研究デザインは、前向きコホート研究です。PECO は、
P：高血圧患者
E：降圧薬 K の内服
C：降圧薬内服なし（生活習慣改善のみ）
O：低カルシウム血症
です。

良いですね。降圧薬 K の内服患者はどうやって集める予定ですか？

2023 年 4 月 1 日〜 4 月 30 日を患者のリクルート期間とする予定です。その期間に降圧薬 K を内服中の患者を見つけ、同意を得ることができたらフォローアップしたいと思います。

なるほど、石橋さんのやる気は目を見張るものがあるね。しかし、そのデザインだと実は大きな問題があるんですよ。

NGポイント

・追跡開始時点前から曝露を受けている人 (prevalent user) が含まれている。

> ### 解説

　石橋さんの研究計画には追跡開始時点で「既に降圧薬Kを内服している」患者 (prevalent user) が含まれてしまうという問題があります。既に降圧薬Kを内服している患者を含むことで2種類のバイアスが生じます。

　1つは、降圧薬の内服開始後早期の副作用を拾えないことで生じるバイアスです。多くの薬剤において、副作用が起きるリスクは内服開始早期のほうが高いと考えられます。つまり、既に降圧薬Kを長期内服している人は内服開始後の早期リスクをくぐり抜けてきた「サバイバー survivor」であると言えます。よって、降圧薬Kの「サバイバー」をコホートに含めた場合、降圧薬Kの副作用リスクは本来よりも低く見積もられてしまうことになりバイアスが生じます。この問題を回避するのが new-user design になります[1]。new-user design では「新たに内服を開始した」患者 (new user) に対象を絞ります。その結果、t_0（患者の追跡開始時点）と内服開始時点が全患者において一致することになり、妥当なデザインとなります。

　もう1つは、降圧薬Kそのものが交絡因子に影響を与えてしまうことで生じるバイアスです。降圧薬と低カルシウム血症の関連を検討する研究では、2群の比較をするために交絡となるベースラインの血圧を両群で揃える必要があります。ところが、降圧薬Kを既に内服している患者 (prevalent user) は、降圧薬Kの効果で血圧が低くなっています。よって、ベースラインの血圧→降圧薬K→降圧薬の影響を受けた血圧値という関係になります。ここで、ベースラインの血圧値でなく降圧薬の影響を受けた血圧値で調整するとバイアスが生じてしまいます。したがって、血圧値を調整したくてもすることができないジレンマに陥ってしまいます。new-user design では、交絡因子（ベースライ

ンの血圧値）の測定は t_0 よりも前になるため、降圧薬 K によって血圧値が影響を受けることはありません。

以上より、薬剤の効果を検討する研究には、prevalent user を除いて new user に限定するのがふさわしいと考えられます。コホート研究における new user の定義では、患者の過去の処方歴をカルテから拾ったり、質問票をとることで達成できます。レセプトデータベースを用いる場合には look-back period（washout period）を考慮することで、本当に new user であるのかを担保する必要があります（図1）。

データベース加入日が 2022 年 3 月 1 日、初回処方日が 2022 年 4 月 1 日だとすると、4 月 1 日がデータベース上では「初めて」処方された日付になり、new user となります。しかし、データベース加入前の 2022 年 2 月 1 日に本当は処方されていた場合は new user ではありません。そこで、データベース加入日から薬剤の初回処方日までの期間が 1 年未満の人を除外する（＝look-back period を 1 年に設定する）ことで、少なくとも 1 年間は薬剤に曝されていないことが担保され、new user ということができます。

New-user design の弱点は、サンプル数の減少です。「既に」内服している患者は除外し、「新たに」内服を開始する患者のみを集める必要があるため、患者リクルートに苦労することが容易に想像できます。また、look-back period の長短の定義も難しい問題です。長くするほど prevalent user が除かれ内的妥当性は高まります。一方、look-back period が長い人に限定されることでサンプル数は減少し、推定値の精度の低下（95％信頼区間の拡大）が起こります[2]。1 年の look-back period をとったときの new user のうち、30％の患者が prevalent user であったという報告もあるため、look-back period を複数設定し感度分析を行うのが最良といえるでしょう。

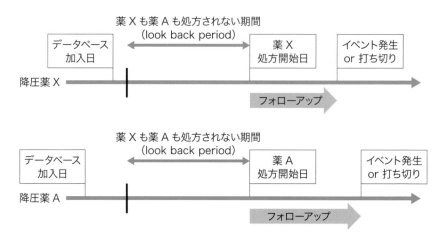

図1 New-user design

❗どうすればよかったか

・初めて曝露を受けた人（new user）を特定する

参考文献

1）Ray WA. Evaluating medication effects outside of clinical trials: new-user designs. Am J Epidemiol. 2003; 158: 915–920.

2）Johnson ES, et al. The incident user design in comparative effectiveness research. Pharmacoepidemiol Drug Saf. 2013; 22: 1–6.

3）Lund JL, et al. The active comparator, new user study design in pharmacoepidemiology: historical foundations and contemporary application. Curr Epidemiol Rep. 2015 ; 2: 221-228.

4）Suissa S, et al. Prevalent new-user cohort designs for comparative drug effect studies by time-conditional propensity scores. Pharmacoepidemiol Drug Saf. 2017; 26: 459–468.

第3章

データの収集

ここではデータを集める際の注意点に着目します。いくらバイアスを考慮した研究デザインを練り上げても、データの量・質が低ければ研究を遂行することはできません。臨床的に意義のあるアウトカムを、研究計画の段階から、誰もがわかる形で明確に、定義する必要があります。さらに解析を行うために必要な最低患者数を見積もることも重要です。研究開始後のデータ再収集は、必要経費や時間の大幅な浪費および研究継続のモチベーション低下を引き起こします。本章を読むことで、データ収集の際に注意すべき事項を理解し、スムーズに解析（第4章）までつなげることができるでしょう。

データ収集項目の決定

大事な要因を集め忘れた

よし、データの入力も終わったし、この後は背景の記述、未調整アウトカムの比較、多変量回帰によるアウトカム比較、だな。あれ、データに疾患Zの重症度Bの項目がないな……。仲間先生、入院時の重症度Bを取り忘れました。もう一回患者さんのカルテを確認してきます。

え、重症度Bを取り忘れちゃったの？　ものすごく重要な交絡の一つだよね

そうです。すみません、すぐにもう1回患者さんのカルテを確認してきます。

今回は確認に行けるからまだいいけど、多施設研究だと追加のデータをもらうことは難しいよ、気をつけてね。

確かにそうですね。すぐにカルテにアクセスできる気持ちでした。

前向き研究だと、重症度評価の臨床基準が厳格に決められているし、最初に設定したデータ収集項目から漏れていたら、取り返しがつかないよ。研究計画書には重症度を集めるって書き忘れちゃったの？

作成しましたが、「重症度」とだけ記載したので重症度Aを記録して、重症度Bが抜けてしまったようです。

研究計画書を作成する時点で必要な変数を詳細に検討して記載しておくとよかったね。

NGポイント

・研究計画書に収集するデータの詳細を記載していない。

解説

　研究を計画する際には、どのデータを、どのような基準で集めるかを仔細に検討する必要があります。集めるデータは臨床的経験と先行研究に基づいて、リスクファクター、または交絡である可能性のある因子を網羅的にリストアップします。こうした既に明らかになっている変数を広くリストアップして、その中から現実的に収集可能なものを収集するデータとして計画書に記載します。重要な変数であるものの収集が難しい場合、その代替となる変数がないか検討します（例：手術時間を麻酔時間で代替）。

　前向き研究の場合は、観察研究であったとしても変数の定義を決めておきます。例えば術後感染を記録したい場合は、「術後 XX 日以内の感染であり、表層切開創から膿性排液、創から病原体が分離される、あるいは……（アメリカ疾病対策予防センターの基準を改変）[1]」と客観的に判断可能な定義を記載します。変数に明確な定義が存在することにより、同一評価者内および評価者間でのばらつきも小さくすることができます（No. 19 参照）。

　後ろ向き研究の場合は、既に存在するデータを用いて研究を行うため、存在しない情報を定義に含めることはできません。また、評価者によって診断や変

数の記録にばらつきが生じた可能性を考慮しなければなりません。

　例えば、胃がんの手術のために入院していた場合、ステージや術式は詳細に記載されることが予測されますが、術後せん妄が起きた場合にその状態が記録されるかどうかは、せん妄の程度、施設の方針、評価者といった様々な要因によってばらつくことが予想されます。この場合、せん妄の有無が正しく記載されない可能性があるため、研究を行う際に誤分類にどのように対処するかを検討しなくてはなりません。

　代替となる変数が存在する場合や、看護記録などのほかの記録を参照することで情報を補完できる場合はよいですが、誤分類の問題を克服する手段が全くない場合は、研究の大きな限界となってしまいます。つまるところ、後ろ向き研究では、研究計画書を作成し、変数をリストアップした時点でほぼ研究の成否が決まっています。ポジティブな見方をすると、緻密な研究計画書を作成することができ、かつ重要な変数を取得できることがわかっている研究は多くの場合成功します。

　いずれのデザインの研究でも計画書の作成と同時に**表 1** で示すデータ定義書および入力シートの雛形を作成します。データ定義書を作成することで評価者によるばらつきを少なくしたり、誤った解釈を防ぐ効果があります。また入力用シートを作成しておくことで冒頭の宇賀津さんのような重症度 B の収集忘れはまず起こらないでしょう。

表1　データ定義書の例

No	フィールド名	ラベル	データ形式	説明
1	ID	患者 ID	文字列	患者ごとに一意に割り付けたコード
2	Sex	性別	文字列	男性：1、女性：2
3	History	既往	文字列	病名
4	Stage	ステージ	文字列	XX がんのステージ：1〜4
5	Admday	入院日	yyyy/mm/dd	入院を開始した西暦年月日

❗どうすればよかったか

・計画書作成と同時にデータ定義書を作成する

参考文献

1）Mangram AJ, et al. Guideline for Prevention of Surgical Site Infection, 1999. Centers for Disease Control and Prevention（CDC）Hospital Infection Control Practices Advisory Committee. Am J Infect Control. 1999; 27: 97-132. quiz 133–134; discussion 96.

第1章

第2章

データの収集　第3章

第4章

第5章

カルテレビュー研究は効率化できる

　研究初心者のうちにカルテレビューによる後ろ向き観察研究をやることは多いと思います。かつて私が行った研究は、ある疾患についての研究テーマを持ち寄り、テーマごとに収集項目を決め、すべての項目をまとめて集めるというものでした。何人かがリサーチクエスチョンを持ち寄ったため、収集項目が非常に多くなってしまい、1人の患者さんからデータを収集するのに平均1時間半くらいかかるという非常に労力のかかる作業でした。患者さんの人数はたかだか500人弱であり、1人あたりの割り当て患者数は100人に満たなかったのですが、データ収集にかかる時間が患者1人あたり1時間半ともなると気の遠くなる作業でした。しかもカルテを見ながら転記しているので、どう考えても転記ミスがあったことでしょう。

　今考えるともっと正確かつ効率的にデータ収集ができたかなと思います。患者のIDのリストがあればレセプトから背景情報や薬剤の処方情報が抽出できます。また、どのような治療を行ったのかなどもわかります。採血データなどは医療情報を取り扱う部署に問い合わせてまとめてエクセル形式でもらうこともできるでしょう。そうすることで素早く、正確な情報を手に入れることができるわけです。特に検査値は比較的容易に取り出してもらえることが多いのでぜひ交渉してみるとよいでしょう。データ収集に関しては楽をしようという怠け者の姿勢がミスと時間の削減につながります。

No. 19 測定の妥当性と信頼性
人によって計測の精度が異なっていた

 五代教授、今進行中の研究で悩みがあるんです。

 おや、どうしたんですか？

 超音波検査による頸動脈プラークの有無によって、1年後の心筋梗塞発症率を比較する研究をしています。ただ、頸動脈プラークの有無を私、放射線科のD先生の2人で判断しているのですが、結構一致しないこともあって……。

 ありがちな話ですね。かなり研究は進んでいる段階ですか？

 いえ、まだ5件しか読影していません。

 それはよかったです。それなら、まだD先生に事情を言ってやり直すことができますね。本来は研究開始前に頸動脈プラークの有無を判断する方法について、定義をきちんと決めておく必要があります。

NGポイント

・判定基準が検者によってバラバラになっている。

曝露変数やアウトカム変数を複数人で測定する場合、判断基準が異なることがあります。

妥当性 (validity) とは、評価結果が正解 (ゴールドスタンダード、またはリファレンススタンダード) からどの程度離れているかを表します。信頼性 (reliability) とは、同じ検査を異なる測定者が行った場合や、同じ検査を同じ検査者が時間を変えて複数回行った場合に、結果がどの程度変動する (バラつく) かを表します。

図1は、妥当性と信頼性を、的と弓矢の関係でわかりやすく示したものです。同心円状の中心ほど的の中心となり、正解に近くなります。黒丸は、弓が複数回引かれて矢が当たった場所を示しています。

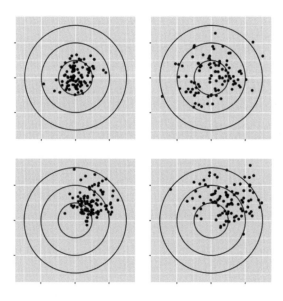

図1　妥当性と信頼性

　左上の図は矢のほとんどが的の中心に位置しています。よって、正解に近いため妥当性が高いと言えます。また、矢が当たった場所も中央に固まっておりバラつきが少ないため、信頼性も高いと言えます。左下の図は、矢の当たった場所は右上方向に集中しているため、信頼性は高いと言えますが、中心から離れているため妥当性は低いと言えます。右上の図は、全体として的の中心のまわりに均等に矢がバラついています。しかし左上の図と比較するとばらつきが大きいです。妥当性は（ある程度）高く、信頼性は低いと言えます。最後に、右下の図は、全体としても右上方向にずれており、ばらつきも大きいです。よって妥当性も信頼性も低いと言えます。

　さて、妥当性と信頼性についてのイメージを把握したうえで、石橋さんの例を考えてみます。一般的に判定法については検者間でブレるため、あらかじめマニュアルを作成しておく必要があります。先の例の頸動脈プラークであれば、例えば指標となる組織が何 mm 以上といった基準を定めておき、検者にあらかじめトレーニングを行っておきます。判定基準の標準化を徹底することで、判定結果の妥当性・信頼性を高めることができます。判定法を標準化した場合でも、1 人の検者のみでは判定に偏りが出てしまう可能性があるため、通常は 2 人の検者を用意します。もし、2 人の検者間で判定が割れてしまった場合には、その 2 人で相談して最終判定を下すか、もしくは 3 人目の検者に判定を委ねることになります。

　このような 2 検者間の判定ぶれ（変動）を、検者間変動（inter-rater variability、inter-observer variability）と言います。一方で、同一検者が同一患者の測定を 2 回繰り返したときの変動を、検者内変動（intra-rater

表1　様々な判定ぶれ

検者間変動	2 検者間の判定ぶれ
検者内変動	同一検者が同一患者の測定を 2 回繰り返した時の変動
個人内変動	患者内での測定値の変動

variablity、intra-observer variability) と言います。さらに患者内での測定値の変動 (例：血圧の日内変動) も存在し、これを個人内変動 (intra-individual variability) と言います (表1)。

　検者間変動、検者内変動、および個人内変動はいずれも信頼性 (reliability) の範疇に入る指標です。信頼性が高いということは、複数回検査を行っても判定結果が変動しづらいということです。信頼性の評価に用いられる指標には、カテゴリ変数では一致率やカッパ係数、連続変数では単純なプロット図、級内相関係数 (intraclass correlation：ICC)、および Bland-Altman plot が代表的です。

　図2は、40人の患者に、家庭で測った血圧 (家庭血圧) と医療機関で測った血圧 (医療機関血圧) の結果の散布図です。両者の結果が完全に一致するのであれば、すべてのプロットがグラフ内に引かれている直線上に乗るはずです。しかし直線よりも上に位置するプロットがほとんどであることから、医療機関で測定した血圧のほうが高い傾向にあることがわかります。

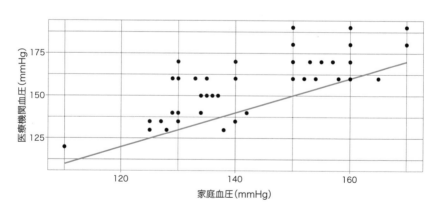

図2　家庭と医療機関で測定した血圧の関係 (散布図)

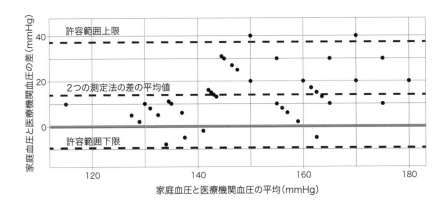

図3 家庭と医療機関で測定した血圧の関係（Bland Altman plot）

　同データを用いて、Bland-Altman plot を描いたのが**図3**です。x 軸に家庭血圧と医療機関血圧の平均値、y 軸に家庭血圧と医療機関血圧の差をプロットしたものになります。太いピンク線が y = 0、つまり 2 測定法の差がないことを表す線です。ほとんどのプロットがピンク線より上にあることから医療機関血圧のほうが高めに測定されることがわかります。さらに、点線の水平線が 3 本引かれており、真ん中の線が 2 つの測定法の差の平均値を表します。一番上と一番下の 2 本の水平線が平均値 ± 1.96 SD を表します。この 1.96 SD の範囲を許容範囲（agreement limits）と言い、全サンプルの約 95％がこの範囲に入ります[1]。本例では、差の平均値が 14 mmHg、許容範囲の上限が 37 mmHg，下限が－9 mmHg でした。つまり、医療機関で測定した血圧は、家庭血圧よりも平均 14 mmHg 高く、95％の患者で 2 つの測定法の差が－9 mmHg ～ 37 mmHg の間に収まるということです。どの程度の差であれば 2 測定法の差は同じとみなせるかは臨床的判断によりますが、－9 ～ 37 mmHg の血圧差はかなり大きいと考えられます。

石橋さんと五代教授の話に戻りましょう。頸動脈プラークの有無が判定結果でありカテゴリ変数です。よって、石橋さんと放射線科 D 先生の 2 検者間の判定結果の信頼性を一致率やカッパ係数で見るのがよいでしょう。なお、カッパ係数は－1 から 1 の値を取り、値が大きくなるほど信頼性が高まります。具体的には、－1 ～ 0 ＝不一致 (poor)、0 ～ 0.2 わずかに一致 (slight)、0.2 ～ 0.4 ＝少しは一致 (fair)、0.4 ～ 0.6 ＝まあまあ一致 (moderate)、0.6 ～ 0.8 ＝かなり一致 (substantial)、0.8 ～ 1.0 ＝ほぼ完全に一致 (almost perfect) という基準が提案されていますが[2]、絶対的なカットオフ値は存在しません。もし頸動脈プラークを、なし、中等度、および高度の 3 カテゴリーで分類するときは、信頼性の評価に重みづけカッパ値を用います[3]。

　検者間で判定結果が変動する例としては、病理画像におけるがんのステージ判定、リハビリにおける歩行速度の測定、眼科における眼圧測定などがあります。妥当性・信頼性の評価はケースバイケースです。患者集団の特性ごとに各指標は変化します。妥当性・信頼性の指標がある集団で良い値を示したとしても、ほかの集団に外挿できない可能性があることには注意すべきでしょう（一般化可能性の限界）。

❗ どうすればよかったか

・判定基準を標準化したうえで、検者間一致性を評価する

参考文献

1) Sedgwick P. Limits of agreement (Bland-Altman method). BMJ. 2013; 346: f1630–f1630.
2) Landis JR, et al. The measurement of observer agreement for categorical data. Biometrics. 1977; 33: 159–174.
3) Szklo M, et al. Epidemiology: beyond the basics. Fourth edition. Jones & Bartlett Learning, 2019.

No. 20 真のアウトカムと代替アウトカム
臨床的意義のあるアウトカムを設定していなかった

 あ、五代教授。研究の相談をしたいのですが、今お時間ありますか？

 30分くらいなら大丈夫だよ。

 ありがとうございます。早速ですが、疾患Zの治療薬Yなんですが、投与方法がいろいろ提案されています。そこで、投与方法によって疾患Zの活動性マーカーの下がり具合が違うかどうかを調べようと思っています。

 面白そうだね。アウトカムは活動性マーカーにしているけど、それはアウトカムとして重要なのかな？

 患者の経過を見ていくうえで、活動性マーカーが上がったら治療薬の投与量を増やしたり、別の薬剤を追加したりするのでアウトカムとしても重要だと思います。

 なるほど、確かにそうだね。でも、患者さんにとって重要なアウトカムと言えるかな？

 それは……どうでしょうね。

 疾患Zの患者さんにとっては活動性マーカーよりも、体調が悪いとか体が痛むとかそういう疾患Zの症状のほうが、より患者さんにとって意義のあるアウトカムと言えないかな？

なるほど、そうですね。

 こういう臨床的に意義のあるアウトカムを真のアウトカムと言ったりするんだ。一方、石橋さんの計画にある検査値なんかは代替アウトカムと言ったりする。

 でも、症状を調べるとなるとカルテに書いてあるかどうかわからないし、すべての患者さんにこれから症状を聞くのは手間や時間がかかりすぎてしまいます。

 全くその通りだね。代替アウトカムのみを検討する研究も場合によっては仕方ないとは思います。でもこの研究の場合、症状であれば看護記録なんかを見たらそれほど時間もかからず得られるんじゃないかな？

 そうかもしれません。

 代替アウトカムだけでなくできる限り臨床的に意義のあるアウトカムを得ることで研究として評価されやすくなるから、可能なら症状だけでもデータが得られるかもう一度看護記録を見直してごらん。

 わかりました。

NGポイント

・臨床的に重要なアウトカムの検討が不足している。

解 説

　臨床研究においては、臨床的に意義のあるアウトカムを改善させるかどうかを検討することが有用であり、このアウトカムは「真のアウトカム」と呼ばれます。しかし、臨床研究において真のアウトカムを評価することは、高額な研究費、観察に要する膨大な時間、必要なサンプルサイズ、測定困難などの様々な理由により、困難な場合があります。そこで、真のアウトカムと比較してより容易に、短時間に、低コストで測定できるほかの結果で代替されます。これを「代替アウトカム」と言います。

　真のアウトカムは治療介入や薬剤投与の効果を評価するための指標です。例えば、降圧薬を投与することで心血管イベントや死亡が減るかどうか、糖尿病薬の投与によって透析導入や下肢切断が防げるかなどが挙げられます。一方、真のアウトカムを測定するのが困難な場合、代替アウトカムとして、血圧が低下するかどうか、糖尿病薬の投与によって血糖値やHbA1cが低下するかどうかを測定することがあります。

　代替アウトカムは真のアウトカムよりも評価が容易であり、魅力的な選択肢に思われます。しかし、代替アウトカムの改善は必ずしも真のアウトカムの改善と一致しないことに注意が必要です。時には、代替アウトカムは改善したにもかかわらず、真のアウトカムが悪くなる場合もあります。また、代替アウトカムが改善しなくとも真のアウトカムが改善することもあるかもしれません。この場合、臨床的に意義のない治療介入が効果があるという研究結果が出てしまう可能性があります。
　代替アウトカムが臨床上重要な意味を持つかどうかという妥当性は十分に検討が必要です。それにもかかわらず、代替アウトカムを使用したランダム化比較試験のうち、代替アウトカム使用の妥当性について適切に報告・議論をしているのは約1/3のみという報告が存在します[1]。

　代替アウトカムが妥当であると主張するには根拠が必要です。例えば、代替

アウトカムが「治療介入→代替アウトカム→真のアウトカム」という因果関係の経路上にあることが示されている場合、代替アウトカムと真のアウトカムとの間に相関関係が確立されている場合、類似の薬剤に関する多くの無作為化試験で、代替アウトカムに対する介入の効果が臨床結果に対する介入の効果を捉えていることが立証されている場合などです。

しかし、代替アウトカムが十分に検証されたものだとしても、真のアウトカムを直接評価しているわけではないため、その研究の relevance (FINER の R) は低下します。また、これらの条件を満たしていたとしても、治療介入が代替アウトカムに与える影響と真のアウトカムに与える影響は同じ大きさであるとは限りません。例えば、血糖値は糖尿病の臨床研究で広く使用される代替アウトカムですが、2型糖尿病に対する厳格な血糖管理は、血糖値は著明に低下させる一方、真のアウトカムである心血管イベントのリスクを減少させない、あるいは増加させるといった結果が報告されています [2,3]。

アウトカムの分類には、上記のほかにハードアウトカムとソフトアウトカムという概念があります。死亡など、誰でも同じ評価になる客観的なアウトカムをハードアウトカム、入院など担当医の主観的要因が発生に影響を及ぼすアウトカムをソフトアウトカムと呼びます。別の言い方をすると、ソフトアウトカムは測定プロセスの影響を受ける可能性があるアウトカム、または再現性の乏しいアウトカムです。いずれのアウトカムも患者や医療者にとって重要なアウトカムになり得ますが、ソフトアウトカムは客観性がなく、盲検化されていない場合にはバイアスの原因となります。

患者にとって重要な研究を実施するためには、真のアウトカムを設定した研究が必要です。真に患者中心の医療を行うためには、治療法の選択が患者にとって重要なアウトカムにどう効果があるかを知る必要があります。代替アウトカムでは、この答えは得られません。新しい薬剤の治験など代替アウトカムの研究が必要な場合もありますが、可能な限り真のアウトカムを設定した臨床研究を心がけるようにしましょう。

❗どうすればよかったか

・アウトカムは可能な限り臨床的に意義のあるものを検討する

参考文献

1）la Cour JL, et al. Inconsistent reporting of surrogate outcomes in randomised clinical trials: cohort study. BMJ. 2010; 341: c3653.
2）Action to control Cardiovascular Risk in Diabetes（ACCORD）Study Group. Effects of intensive glucose lowering in type 2 diabetes. N Engl J Med. 2008; 358: 2545-2559.
3）Nissen SE, et al. Effect of rosiglitazone on the risk of myocardial infarction and death from cardiovascular causes [correction in: N Engl J Med. 2007; 357: 100]. N Engl J Med. 2007; 356: 2457-2471.

質問票の妥当性

計測したい項目をうまく質問できていなかった

 この前、腰痛持ちの患者Gさんに、新しく発売された鎮痛剤Tを処方したら、すごく痛みが軽くなって犬の散歩ができるようになったっていうんです。

 宇賀津さん、意外に真面目に外来やってるのね。

 真面目にやってないと思っていたんですか?

 適当に調子いいことばかり言っているのかと思ってたわ。

 私も宇賀津さんが真面目に外来をやっていることに感心したよ。

 2人とも私を何だと思っているんですか? それはそうと、鎮痛剤Tと既存薬の2つで、内服開始前後の日常生活の制限が変化するかどうかを比較する研究をしたら面白そうだなと思いました。

 それは面白そうね。どうやって日常生活の制限を評価するの?

 質問票を用いる予定です。

 その質問票は先生が考案したんですか?

はい。実は G さんは飼い犬をとても可愛がっているんです。最近まで痛みのため、愛犬を散歩させることが難しいと仰っていました。そこで「犬が走っても余裕で伴走できる、犬が走らなければ普通に散歩はできる、犬を散歩させるのは難しいが 1 人なら何とか歩ける、痛すぎて散歩が困難だ」の 4 段階の尺度を考えて、鎮痛剤内服前後の比較をする予定です。

この質問票、犬を飼っていない人はどう答えたらよいの？

犬を飼っていたらどうか想像して答えてもらえばよいかなと思います。

なるほどね。着眼点は良いと思いますが、質問票を独自に作成するのは好ましくないかもしれませんね。

え……良いアイデアだと思ったのに。

NGポイント

・妥当性が評価されていない、独自の質問票を使っている。

解 説

　痛みや生活の質（quality of life：QOL）などの患者の主観を評価する研究は、全人的医療を発展させるうえで重要です。ただ、死亡やイベント発生といった客観的アウトカムと比較して、質問票調査の結果は妥当性や信頼性に疑問符がついてしまうのも事実です。上記の犬の散歩の質問票で、日常生活の制限を正

確に再現性を持って計測することは困難です。

　それでは、患者の主観をアウトカムにした研究は難しいのでしょうか。実は、世の中には既に妥当性や信頼性が検証済みである質問票が数多く存在します。

　痛みの評価で最も有名なツールとしては、Numerical Rating Scale (NRS) があります[1]。NRS は、痛みを 0 ～ 10 の 11 段階に分け、今まで経験した中で最悪の痛みを 10、全く痛みがない場合を 0 として、現在の痛みの点数を問うものです。検査が難しい人 (小児など) には Faces Pain Scale (FPS)[2] という、現在の痛みに一番フィットした顔 (泣いた顔や笑った顔) を選ぶ検査があります。ほかにも Visual Analogue Scale (VAS)[3]、Verbal Rating Scale (VRS)[4] などもあります[5]。

　重要なことは、これらの質問票は、既に信頼性や妥当性が検証されているということです。会話文のケースでは、犬の散歩を中心に考えるのではなく、例えば NRS で痛みのスコアを患者から聴取し、内服前後でのスコア変化に着目するのがよいでしょう。なお、このような患者報告アウトカムを patient reported outcome (PRO) と呼びます。患者のアドヒアランスや価値観は治療結果に大きく影響するため、PRO の科学的な測定の重要性が増してきています。

　QOL を包括的に測定できる質問票には、移動の程度、身の回りの管理、普段の活動、痛み / 不快感、不安 / ふさぎ込みの 5 項目から成る EuroQol 5-Dimension (EQ-5D) があります[6]。EQ-5D は世界で最も広く使用されており、質問票から得られた値を効用値と呼ばれる値に換算して医療経済研究に用いることもできます。もう少し詳細な QOL を測定する場合は、MOS Short-Form 36-Item Health Survey (SF-36) と呼ばれる健常人まで含めた包括的な健康度が測定可能な質問票を使用します[7]。疾患特異的な QOL 尺度には、がん患者を対象とした Functional Assessment of Cancer Therapy (FACT)[8, 9] や European Organization for Research and Treatment of

Cancer（EORTC QLQ）[10] があり、さらに肺がんや乳がんなど、特定のがんに関連した症状を追加したものも存在します [10, 11]。

　使用にあたっては必ず妥当性・信頼性が検証済みの日本語版を使用してください。英語で妥当性・信頼性が検証済みのものである質問票を、勝手に日本語に訳してはいけません。日本語に訳すことで、質問のニュアンスが変化してしまう可能性があるだけではなく、著作権上の問題も発生します。本項目で紹介した質問票は既に日本語訳が存在し、その妥当性・信頼性が担保されています。しかし、一から日本語版を作り上げる必要がある際は、一度日本語訳をした後にバックトランスレーション（再度英語に翻訳する）を行い、もとの内容と合致するかを確認する必要があります。その後、さらにパイロット研究を行い、日本語版質問票の妥当性・信頼性を確認しなくてはなりません。

表1　日本の研究で使用される代表的な患者報告アウトカム

患者報告アウトカム	尺度名称
Quality of Life (QOL)	MOS(Medical Outcome Study) 36-item Short-Form health survey (SF-36) [12-14] EuroQol 5 Dimension (EQ-5D) [15]
疼痛	Visual Analog Scale (VAS) [16] McGill Pain Questionnaire (MPQ) [17]
抑うつ	Beck Depression Inventory (BDI) -II[18] Self-rating Depression Scale (SDS) [19]

❗どうすればよかったか

・既に妥当性・信頼性が確立した質問票を用いる

参考文献

1) von Baeyer CL. Numerical rating scale for self-report of pain intensity in children and adolescents: recent progress and further questions. Eur J Pain. 2009; 13: 1005–1007.

2) Hicks CL, et al. The Faces Pain Scale-Revised: toward a common metric in pediatric pain measurement. Pain. 2001; 93: 173–183.

3) Delgado DA, et al. Validation of Digital Visual Analog Scale Pain Scoring With a Traditional Paper-based Visual Analog Scale in Adults. J Am Acad Orthop Surg Glob Res Rev. 2018; 2: e088.

4) Bijur PE, et al. Validation of a verbally administered numerical rating scale of acute pain for use in the emergency department. Acad Emerg Med. 2003; 10: 390–392.

5) 日本緩和医療学会ガイドライン統括委員会. がん疼痛の薬物療法に関するガイドライン. https://www.jspm.ne.jp/guidelines/pain/2020/pdf/pain2020.pdf

6) 池田俊也, 他. 日本語版 EQ-5D-5L におけるスコアリング法の開発. 保健医療科学. 2015; 64: 47–55.

7) 鈴鴨よしみ, 他. SF-36® 日本語版の特徴と活用. 日本腰痛会誌. 2002; 8: 38–43.

8) Cella DF, et al. The Functional Assessment of Cancer Therapy scale: development and validation of the general measure. J Clin Oncol. 1993; 11: 570–579.

9) Fumimoto H, et al. Cross-cultural validation of an international questionnaire, the General Measure of the Functional Assessment of Cancer Therapy scale (FACT-G), for Japanese. Qual Life Res. 2001; 10: 701–709.

10) 下妻晃二郎, 他. がん患者用 QOL 尺度の開発と臨床応用 (I). 日位総研.

11) 数間恵子. がん患者の健康関連 QOL (HR-QOL) の測定. 家族性腫瘍. 2006; 6: 58–61.

12) Fukuhara S, et al. Translation, adaptation, and validation of the SF-36 Health Survey for use in Japan. J Clin Epidemiol. 1998; 51: 1037-1044.

13) Fukuhara S, et al. Psychometric and clinical tests of validity of the Japanese SF-36 Health Survey. J Clin Epidemiol. 1998; 51: 1045-1053.

14) 福原俊一, 他. SF-36 日本語版マニュアル (ver1.2). パブリックヘルスリサーチセンター, 2001.

15) 池田俊也, 他. 日本語版 EQ-5D-5L におけるスコアリング法の開発. 保健医療科学. 2015; 64: 47-55.

16) 濱口眞輔. 痛みの評価法. 日臨麻会誌. 2011; 31: 560-569.

17) 長谷川守, 他. 日本語版 McGill Pain Questionnaire の信頼性と妥当性の検討. 日ペインクリニック会誌. 1996; 3: 85-91.

18) Kojima M, et al. Cross-cultural validation of the Beck Depression Inventory-II in Japan. Psychiatry Res. 2002; 110: 291-299.

19) 福田一彦. 自己評価式抑うつ尺度の研究. 精神経誌. 1973; 75: 673-679.

質問票の作り方

　本文例の犬の散歩の質問票は誰が見ても明らかにダメですが、いざ自分で質問票を作ろうとすると意外と難しいものです。『Journal of graduate medical education』というジャーナルに"悪い質問票の作り方"が載っています。いくつかピックアップしてみます（質問例は、クローン病の患者への質問票を想定し、オリジナルから変更しています）。

①誘導尋問
　"以下のうち、最も日常的に悩んでいるものはどれですか？
　A. 自分の気持ちを理解しようとしてくれない医師、B. 食事制限、C. 内服薬の副作用"
　→ A を選ばせようと誘導しています。「自分の気持ちを理解しようとしてくれない」は不要です。できる限り中立的な質問内容にすべきです。

②二重質問
　"下痢は 1 日 10 回以上で血が混じることがありますか？"
　→ 下痢の回数と、血便の有無を別々に質問すべきです。

③否定形の質問
　"下痢がない日は週に何回ありますか？"
　→ 下痢が「ある」日を尋ねるべきです。

④選択肢の重複
　"最も良い体調を 100％とすると、最近 1 か月の体調はどれくらいですか？
　A. 0 ～ 25％、B. 25 ～ 50％、C. 50 ～ 75％、D. 75 ～ 100％"
　→ 選択肢に重複が生じているため、回答者は困ってしまいます。
　A. 0 ～ 24％、B. 25 ～ 49％、C. 50 ～ 74％、D. 75 ～ 100％とすべきです。

⑤「いつも」、「全く」のような強い表現を使う
　"1 日のうち腹痛や下痢のことを考えている時間はどれくらいですか？

A. いつも、B. 時々、C. たまに、D. 全くない "

→ A. 起きている時間の 75% 以上、B. 起きている時間の 50 〜 74%、C. 起きている時間の 25 〜 49%、D. 起きている時間の 0 〜 24%、と すべきです。

　このほかにも、一から質問票を作成する際の留意点は存在します。低品質な質問票は医師にとっても患者にとっても無駄な労力が発生することを肝に銘じておきましょう。

参考文献

1) Sullivan GM, et al. How to Create a Bad Survey Instrument. J Grad Med Educ. 2017; 9: 411-415.

サンプルサイズの見積もり
研究に必要な人数を計算していなかった

宇賀津さん、疾患Zの研究をやってるんだって？

そうなんです。とりあえず疾患Zで入院した患者さんのデータを3年分集めて分析を始めました！　これで比較的新しい2つの薬剤X薬とY薬の治療効果を比較します。

どんな分析をしようと思っているんだい？

疾患Zの症状が退院時に改善したかどうかをアウトカムにします。交絡因子の調整のためにロジスティック回帰分析をしようと思います。

OK、サンプルサイズは十分なのかな？

疾患Zは結構よく見る疾患ですし、3年間で入院した患者さん全員なので大丈夫なんじゃないかと思います。

全部で患者さん何人分のデータを集めたの？

だいたい400人分です。電子カルテを見ながら400人のデータを集めるのは結構大変でしたよ。

400人は大変だったね。で、症状が改善した人は何人いたのかな？

えっと、ちょっと待ってください……40人です。

なるほど。交絡因子はどんなものを考えているんだい？

先行研究を調べると交絡になる要因がたくさんあって、年齢、性別、BMI、疾患Zの重症度に加えて疾患Zの治療法として食事療法やリハビリテーションの有無なんかを考えています。それに併用薬剤のA、B、C薬も調整しないといけないですね。まだまだいろいろ報告があって……。

ちょっと待った！

はい。

サンプルサイズについて理解が足りないようだね。少し説明してあげよう。

NGポイント

・サンプルサイズを考えずにデータ収集している。

解　説

　比較研究を行う際にはあらかじめサンプルサイズを計算しておく必要があります。本当は差がないにもかかわらず差があるとしてしまう誤りをαエラー（第1種の過誤）、本当は差があるにもかかわらず差がないとしてしまう誤りをβエラー（第2種の過誤）と言います。また、本当は差があるものを、研究によっ

て統計学的に差があるという結果が得られる確率を検出力と言い、βエラーを起こさない確率（1－βエラーの確率）となります。

　αエラー、βエラーとも小さくするためにはサンプルサイズを大きくする必要があります。筆者らがこれまで相談を受けてきた中で、一番問題になることが多かったのはβエラーです。解析結果に差がなかったときに、本当に効果に差がなかったのか、あるいはサンプルサイズが足りないために差が検出できなかったのかを区別できないために、せっかく苦労してデータを集め、分析を行っても結論を出すことができません。研究が残念な結果にならないために、あらかじめサンプルサイズを見積もっておくことが必要です。サンプルサイズは統計ソフトを使えば容易に計算できます。また、サンプルサイズ計算を行うサイト[1]なども多数存在します。

　RCTなどの2群比較を行う研究の場合、サンプルサイズを見積もるために必要な情報は、

・効果量（アウトカムの差や比）
・許容できるαエラー
・許容できるβエラー
・データのばらつき

の4つです。

　非常に小さな効果であってもサンプルサイズを大きくすれば統計学的に検出可能ですが、実際の臨床研究では難しいでしょう。したがって、臨床的に意味のある最小の効果を検出するために必要なサンプル数はどの程度かを考えるようにします。非常に大きな効果を検出するために必要なサンプル数は少なくて済みます。エラーについては一般的にαエラーを 0.05、βエラーを 0.2 に設定します。データのばらつきはアウトカムが連続変数であればその分散から、カテゴリ変数であれば割合から計算されます。これら4つの項目を先行研究

第1章

第2章

第3章 データの収集

第4章

第5章

から推定し、必要なサンプル数をあらかじめ見積もっておくことが重要です。

　また、観察研究において、交絡因子を調整するために回帰分析を行う場合の
サンプルサイズも効果量とデータのばらつきによって決まります。回帰分析を
行う際のサンプルサイズの計算は非常に複雑ですが、上記 2 群比較のサンプ
ルサイズよりも多く必要になります。

　サンプルサイズの計算ではありませんが、回帰分析を行う際の目安として、
アウトカムが連続変数で重回帰分析を行う場合、投入できる独立変数の数はサ
ンプル数の 1/20、アウトカムが 2 値変数でロジスティック回帰分析を行う場
合、投入できる独立変数の数はアウトカムが発生した人または発生していない
人の少ないほうの 1/10 程度となります。したがって、400 人でアウトカム
が連続変数の場合、重回帰分析に投入できる独立変数は 20 以下、400 人中
40 人に 2 値アウトカムが発生した場合、ロジスティック回帰分析に投入でき
る独立変数は 4 以下となります。回帰分析を行う場合、2 値アウトカムでは
連続変数と比較して非常に大きなサンプル数が必要になることが多く、注意が
必要です。

❗どうすればよかったか

・あらかじめサンプルサイズを見積もっておく

参考文献

1）ClinCalc.com.
　　https://clincalc.com

第 4 章

データの解析

データ収集が終わったら次はデータの解析です。データの解析方法に唯一の正解というものはありませんが、明らかな誤りというものは存在します。どのような解析方法を使う場合でも、その方法が適しているかどうかを知っておく必要があります。本章では解析の際の注意すべき点について解説します。

仲間先生！ 新しい解析手法を学んだので使ってみよう
と思います。Difference-in-difference（差の差）分析と
いう手法です。さらに傾向スコアで曝露群と対照群の特
性も調整しました。さらにさらに傾向スコアを機械学習
で求めてみました。

かなり勉強していますね。素晴らしいです。

ここまでしたので、普通のロジスティック回帰分析より
もバイアスがかなり少ない結果を得られたのではないで
しょうか。

そうだといいけれど、どのような統計手法も何らかの前
提条件があるよね。きちんと理論的背景を理解してます
か？

理論ですか……、数式がたくさん出てくるのは正直あま
り理解していないです。使えればよいんじゃないんです
か？

私も数式はよくわかりません。こういうときは五代教授
に相談しましょう。

〜（研究室へ移動）〜

五代教授、新しく学んだ統計手法を使って分析を行った

ので結果を見てもらってもいいですか？

どのような統計手法も使えるときと使えないときがありますよ。難しい統計手法は何でもバイアスを少なく解析できる魔法の方法に感じますが、逆にバイアスを増やす場合もあります。

そうなんですか……。

どのような仮定を置いた解析方法なのか1つずつ確認していきましょう。

NGポイント

・様々な手法の「仮定」を理解していない。
・最新の手法を使うと良い研究になると思い込んでいる。

解　説

医学系の論文では「流行り」の手法が存在します。

　カルテデータや診療報酬データ、検査値データなどの電子化が進んだことにより、リアルワールドデータの医学研究における有用性が向上してきています。リアルワールドデータは規模が大きく、日常的な診療情報を利用した観察研究を行うことができますが、後ろ向きの研究デザインのために様々な交絡やバイアスが存在します。観察研究におけるバイアスの除去を行うために、様々な手法が開発されて、特定の手法がもてはやされることがあります。

例えば、傾向スコア (propensity score) 分析は、観察研究で「薬剤や治療導入でアウトカムが改善するのか」を調べる研究に適していることもあり、非常によく使われています。今まで多変量回帰分析で行っていた解析を傾向スコア分析に変えることで、バイアスが少ない良い結果が生み出せた気がします。そして良い医学雑誌に受理される可能性が高いとも思うでしょう。しかしながら、どの解析手法にも利用するうえでの「仮定」や「条件」などがあります。

　前述の傾向スコア分析を適切に行えるかについては、以下の仮定 (条件) を満たしている必要があります [1]。

- ・未測定交絡が存在しない：ある研究における交絡をすべて測定しており、その変数を傾向スコアの計算に入れる必要がある。
- ・すべての層 (交絡因子の各カテゴリー) に 1 人以上の人が存在している必要がある (例えば性別は男女、年齢は 65 歳以上と 65 歳未満のそれぞれ 2 カテゴリーになるとき、性別×年齢の 4 カテゴリーのいずれにも、曝露と非曝露の人が 1 人以上いる必要がある)。

　このように決められたいくつかの条件を満たしていない場合は、回帰分析の結果のほうがバイアスが少ない結果になっている可能性もあります。

　同様に diffrence-in-difference (差の差) 分析とは、観察研究で用いられる方法で、法改正や政策、治療ガイドラインの適応といった重大な出来事の前後で、その曝露があった群となかった群のアウトカムについて比較する方法です [2]。傾向スコアと同様に臨床論文においても使われるようになってきましたが、重大な出来事の前では、曝露と非曝露群でアウトカムのトレンドが大きく変わらないという仮定や、同じ時点でアウトカムに影響を与える変化がない、といった仮定が必要になります。

　流行りの手法を行ったからより優れた論文や研究になる、あるいはバイアスが少ない研究結果になるとは限りません。自分の研究テーマやデザインに適切

な手法を選択することが重要です。また、その選択が難しい場合には、迷わず生物統計家や臨床疫学の専門家を頼ってください。

❗どうすればよかったか

- 自分の研究テーマに「適した」手法を検討する
- 最新の手法を使う際には必要な仮定を理解する

参考文献

1) Hashimoto Y, et al. Theory and practice of propensity score analysis. Ann Clin Epidem. 2022; 4: 101–109.
2) Sasabuchi Y. Introduction to difference-in-differences design. Ann Clin Epidem. 2021; 3: 74-77.

傾向スコア分析を過信しないほうがいい

　治療効果を推定する最も優れたデザインは無作為化比較試験ですが、RCTが行われていない治療も少なくありません。そのような場合、臨床医は観察研究の結果をもとに臨床判断することになります。しかし、観察研究では、重症な患者ほど治療を受けやすいなどの交絡の影響を受けてしまうことはNo. 12 でも説明した通りです。傾向スコアは交絡の影響を排除して治療効果を推定することが可能な分析方法として 2000 年以降爆発的に増加しています。私も 2006 年に初めて傾向スコアを用いた研究論文を読んだときには観察研究であってもまるで RCT のように交絡の影響を排除できる夢のような方法だと感じました。

　傾向スコアとは測定された交絡因子から推定する治療を受ける確率です。傾向スコアを用いて曝露群と対照群をマッチング、または重み付けした場合、傾向スコアを推定するために用いた交絡因子は 2 群でバランスが取れるという性質を持っています。つまり、未測定の交絡因子がなければ正しく治療効果を推定できるということです。観察研究において傾向スコアを使用する場合は、重要な交絡が計測できているか注意が必要です。

No. 24 連続変数のカテゴリー化

連続変数を恣意的にカテゴリーに分割してしまった

五代教授！　だいたい分析が終わったので一度見ていただきたいのですが。

オッケー、何の研究だっけ？

検査Aの値とその後の疾患Zの症状の悪化との関連を調べた研究です。

なるほどね。結果はどうだった？

検査値Aが高い群は低い群と比較して症状が悪化した患者が有意に多かったです。この結果は多変量解析を行っても変わりませんでした。

あれ？　検査値Aってもともと連続変数だったよね？

はい。正常値が 20 〜 30 です。

ということは検査Aの値が 30 のところで高い群と低い群の2群に分けたってことかな？

2群には分けましたが、検査Aの値が 60 以上で高い群にしました。

どうして 60 で分けたの？　人数を半分にしたの？

第1章

第2章

第3章

第4章　データの解析

第5章

121

いえ、実は最初連続変数として取り扱っていたのですが、有意な結果ではありませんでした。そこで、いくつかカテゴリー化してみたのですが、たまたま 60 以上で分けたときにうまく有意差が出たんです。こんなところで有意差が出るなんて危うく見逃すところでしたよ。

えっと……いきなり全否定で申し訳ないけれど、この結果は忘れなさい。

え？

連続変数をカテゴリー化する際にはかなり注意が必要なんだよね。カテゴリー化によって有意差を出したり消したりできるんだ。まさに君がやったのはカテゴリー化によって有意差を出した可能性があるんだよ。だから、連続変数をカテゴリー化する際には先行研究や臨床的で広く用いられているカテゴリーを使用するのが一般的だね。

言われてみれば先行研究では検査 A はどれも同じカテゴリーを使っていました。

そうでしょう。一旦その結果は忘れて、どうカテゴリー化をするのか、あるいはカテゴリー化しないのかを一緒に考えよう。

良い結果が出たと思ったのにな。わかりました。

NGポイント

・**連続変数を恣意的にカテゴリー化している。**

解　説

　データ分析を行う際に連続変数をカテゴリー化することがありますが安易な
カテゴリー化によって問題が生じてしまうことがあります。

　まず、連続変数をカテゴリー化することで正確な数値の情報は失われ、検出
力が下がります。例えば、空腹時血糖と虚血性心疾患の関係を検討する場合を
考えてみましょう。患者の空腹時血糖を 126 mg/dL という値で "正常" と "高
血糖" という 2 つのグループに分けると、空腹時血糖が 126 mg/dL 以上の値
の違いがわからない、つまり空腹時血糖の情報が少なくなってしまいます。空
腹時血糖と虚血性心疾患の関係を検討しようとしても、空腹時血糖がどの程度
高いと虚血性心疾患がどの程度増えるのかを調べることができません。空腹時
血糖 126 mg/dL 以上のグループには虚血性心疾患を発症するリスクの比較的
低い 126 mg/dL の患者もいれば非常に高い 300 mg/dL の患者もいるでしょ
う。これらの患者を 1 つのグループにまとめてしまうと空腹時血糖と虚血性
心疾患の関係を薄めてしまいます。

　ほかに、研究者による恣意的なカテゴリー化が可能であるという問題もあり
ます。つまり、恣意的なカテゴリー化によって統計学的な有意差を出したり
消したりすることが可能となってしまいます。**図 1A** では横軸の要因が大きく
なっても小さくなっても縦軸のアウトカムは増加しています。これをちょうど
中央でカテゴリー化してしまうと、あたかも要因とアウトカムが無関係かの
ような結果となります。一方、**図 1B** では横軸の要因と縦軸のアウトカムはほ
とんど無関係です。一部、症例数が少ない部分でアウトカムが増加している
箇所を切り取ってカテゴリー化すると、あたかも要因とアウトカムに関係が
あるような結果を得ることも可能です。このように、都合の良い結果を導き出

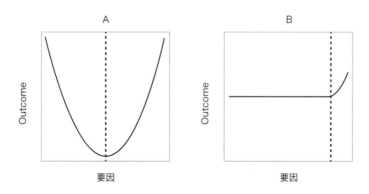

図 1　不適切なカテゴリー化

すことが可能となってしまうため、恣意的なカテゴリー化は避けなければなりません。観察研究のための報告ガイドラインである STROBE では、第 11 項「Quantitative Variables: Explain How Quantitative Variables were Handled in the Analyses. If Applicable, Describe Which Groupings Were Chosen, and Why」として、報告の際にカテゴリー化の理由とそのカットオフの定義について明確に記載することを求めています [1]。

　連続変数のカテゴリー化には注意が必要なことは説明した通りですが、実際にカテゴリー化する際には以下の方法を用いることが一般的です。

1. 要因を等間隔にカテゴリー化する
　　例) 年齢を 10 歳ごとにカテゴリー化
2. 症例数が同程度になるようにカテゴリー化する
　　例) 5 等分や 10 等分になるようにカテゴリー化
3. 一般的に用いられている定義でカテゴリー化する
　　例) BMI を WHO の定義に従ってカテゴリー化

　これらの方法を用いても恣意的であると指摘される場合もあるかもしれません。その場合は、連続変数のまま取り扱う、いくつかのカテゴリー化を試すと

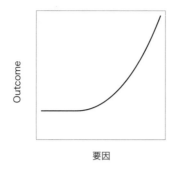

図 2　カテゴリー化したほうが良い場合

いった感度分析を行うとよいでしょう。

　一方でカテゴリー化したほうがよい場合もあります。図 2 では横軸の要因が小さいうちはアウトカムとの関係がはっきりしませんが、要因が大きくなると要因の増加とともにアウトカムも急激に増加しています。要因とアウトカムの関係が直線的でない（非線形）場合、例えば 10 等分のカテゴリー化をしたほうがよいでしょう。

❗どうすればよかったか

- 先行研究や臨床的に広く使われているカテゴリー化を優先する
- 連続変数のまま使用する
- 等分になるように分割する

参考文献

1）Rundle A, et al. Larger men have larger prostates: detection bias in epidemiologic studies of obesity and prostate cancer risk. Prostate. 2017; 77: 949–954.

仲間先生、解析が終わりました！

ええ！　早いねえ。

入院後の X 病の急性期治療で A 薬と B 薬を使った人で、入院日数をアウトカムに比較しました。すると A 薬と比較して B 薬を使ったグループで入院日数が有意に長かったんですよ！　先行研究とは反対の可能性があるかもしれないです！

へえ。面白い研究ね。ところで分布を見ておかしなデータがないか確認したかな？

おかしいってどういうことですか？？

例えば、入院日数なのにマイナスの値があるとか。じゃあ、最小日数や最大日数はどうだった？

え……見てないです。

じゃあ一緒に今見てみようか。

〜（しばらくの間、眺める）〜

マイナスの値はないけど、B 薬のほうで入院日数が 100

日を超える人が複数人いるねえ。たまたまかもしれないけど、平均日数が14日だから、かなり平均日数に影響を与えていそうだね。

その人たちは除外するほうがよいですか。

まあまあ、落ち着いて。どうしたらよいか一緒に考えよう。

NGポイント

・解析に用いるデータについて分布を確認していない。
・外れ値の基準や外れ値があった場合の対応について事前に検討していない。

解説

　外れ値は、ほかの数値とは明らかに異なる値を示した場合を指します。上記の会話例のように、平均日数が14日で分布も7〜21日に集中している場合に、100日を超えた値は外れ値と言えそうです。一方、入院日数にマイナスの値が入力されているなど、ありえない値のことは異常値と呼びます。

　外れ値や異常値があるかどうかは、解析前に分布をグラフで示すとわかりやすいです。ヒストグラムや散布図をかき、大きくずれている値がないかを調べます。図1は入院日数のヒストグラムであり、数人が100日以上にいることがわかります。

　グラフで可視化する以外には、外れ値を残差の計算によって得ることができます。スチューデント化残差は回帰モデルの残差を、補正標準誤差で割った値です。スチューデント化残差は独立変数の中央付近での値より、端の値でアウトカムの外れ値があったときに大きくなり、回帰分析に大きな影響を与えるこ

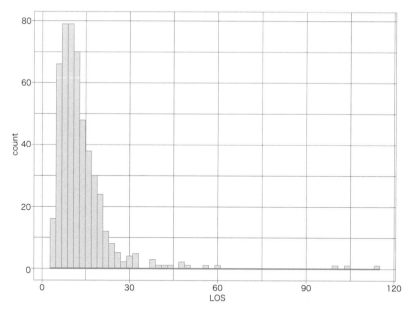

図1　入院日数（LOS）の分布（外れ値あり）

とが示されます。スチューデント化残差が2～3よりも大きい場合には、外れ値の影響が大きい可能性があります。

　残差分析によって外れ値の影響が大きい可能性がある場合の対処法として、いくつか方法があります。

① 値が正しいものなのか確認する

その外れ値が「正しい」可能性について検討します。

　明らかにとることができない値が入っている時は異常値であり、誤入力の可能性が高いです。例えば、身長（cm）の欄に1.69と記載されている場合には、身長（m）と間違って入力された可能性が思い浮かびます。そうでなくとも、

1.69 cm は生物学的に人がとることは絶対にできない値ですので、すぐに異常値であることがわかるでしょう。

　次に、もしも体重 (kg) が 150 と記載されていた場合を考えます。150 kg は非常に大きい値ではありますが、生物学的にはとり得る値です。しかしながら、日本においては 150 kg の人は滅多にいませんので、入力値だけを見ると「外れ値」と見なされます。

② 元データに戻って確認できるか

　電子カルテデータから情報を収集した場合に、身長や体重などについては複数回入力されている可能性があります。外れ値や異常値の可能性があるときには、元データ (カルテデータ) に戻って、正しい値に修正する必要があります。

③ 値を修正できない場合の対処法

　まずは、その値が異常値 (取ることが不可能な値) なのか、外れ値 (その値を取る可能性はあるが、ほかの観測値と比較して残差が異常に大きい値) であるのかを認識する必要があります。元データに戻って修正することが不可能な場合は、異常値は欠測値として取り扱う、外れ値は解析に含めるといった対応を行います。さらには、外れ値を含めた解析と除外した解析の両者を提示して大きく違わないことが示されれば、外れ値の影響は大きくないと言えるかもしれません。

　外れ値はすべて除外 (欠測値に変換) するといった荒技はバイアスを増加させるリスクがありますので行わないほうがよいでしょう。また、いずれの場合も、外れ値や異常値が見つかった時の対処法は、解析後に決めると恣意的 (望む方向に結果が出た解析を採用するなど) になりやすいため、解析計画書などで事前に決めておく必要があります。

❗どうすればよかったか

・解析に用いるデータについて分布を確認する
・外れ値の基準や外れ値があった場合の対応について事前に検討する

コードはしっかり確認しましょう

　人間誰しもミスがつきものです。著者は、ある研究で大きなミスをしてしまいました。疾患 X の発生率を調べる研究だったのですが、あろうことか、アウトカムを定義するコードを書き間違えていたのです。その事態に気づいたのは、査読結果が返却された後でした。解析コードを眺めていた筆者は、全身から冷や汗が出てくるのを感じました。強い動悸が始まり、世界がくるくると回るような感覚に陥りました。「アウトカムが違うということは、一体私は何の研究をしているんだ」と考えながら、震える手で研究室のボスにメールを送りましたが、頭が混乱しているためか文意が上手く伝わらず、直接ボスと面談となりました。ボスは厳しいですが、深い愛情を持っています。こんな私にも査読者への対応を一緒に考えてくださりました（当然怒られました）。本当にありがたい限りです。結果、無事に本論文はアクセプトされました。

　皆さんには、同じような思いをしていただきたくありません。いくら締切に追われていても、ホットな話題で迅速性が求められていても、最後に 1 回だけ自分のコードを確認しましょう。自分の仮説に沿った結果が出て浮かれているときこそ要注意です。ミス発見のタイミングが事前と事後では雲泥の差です。事後に発見したときのメンタルダメージは計り知れません。以上、筆者から皆さまへささやかなメッセージでした。

パラメトリック検定と
ノンパラメトリック検定
検定の使い分けを知らなかった

 五代教授！　ようやく解析結果が出ました。

 お、素晴らしい！　簡単に説明してくれる？

 疾患 Z に対して治療薬 Y を使用した人としなかった人を傾向スコアマッチングして 2 群を比較しました。アウトカムは退院時の症状スコアです。

 なるほどね、治療薬 Y は効果があったかな？

 はい。Mann-Whitney の U 検定で 2 群比較した結果、p 値が 0.03 と有意差がありました。

 治療薬 Y は効果があるってことかな？

 はい。

 なるほどね。1 つ聞きたいのだけれど、治療薬 Y はどれくらい効果があるのかな？

 えーと、どれくらい……ですか？

 そう。臨床的に意味のある効果の大きさなのかな？

 うーん、わかりません。

その通り、わからないんだ。Mann-Whitney の U 検定のようなノンパラメトリック検定だと p 値は出てくるけど、効果がどの程度の大きさなのか？　という情報は得られない。それに対して t 検定のようなパラメトリック検定は効果の大きさと確からしさがわかるんだよ。

そうなんですね。でも、仲間先生に正規分布していないデータはノンパラメトリック検定って教わりました。

確かにそれはよく聞くけれど、t 検定はそれほど正規分布にこだわらなくてもいいんだ。マッチングした結果人数はどうだった？

片群 250 人です。

アウトカムの分布は？

正規分布より横に広い分布をしていました。正規性の検定をすると正規分布ではないようです。

大きく歪んでいたり、外れ値が目立つ感じではないね。

はい。

それなら効果の大きさもわかるし、t 検定をやっても良いかもしれないね。

わかりました。やってみます。

第1章

第2章

第3章

第4章
データの解析

第5章

NGポイント

・"とりあえず"ノンパラメトリック検定を選択している。

解 説

2つのグループ間の結果を統計的に比較する場合、t検定をはじめとするパラメトリックな方法を用いるか、Mann-WhitneyのU検定をはじめとするノンパラメトリックな方法を用いるかを選択します。パラメトリック検定とは、母集団に正規分布など特定の分布を仮定する検定手法であり、ノンパラメトリック検定は特定の分布を仮定しない検定手法です。

多くの論文で、統計学的事項には「正規分布でないデータについては、ノンパラメトリック検定を使用した」と記載し、Mann-WhitneyのU検定などのノンパラメトリック検定によってグループ間の比較を行っています。ノンパラメトリック検定はp値しか知ることができませんが、t検定はグループ間の平均の差と95%信頼区間を知ることができます。これは、効果の大きさと方向、推定された差の正確さを示しています。この情報は、結果が臨床的に適切かどうかを判断するのに非常に重要です。

一方、ノンパラメトリック検定ではp値しか得られず、グループ間の差の臨床的妥当性を判断するために用いることはできません[1]。最近、『Nature』は、多くの方法論者が統計的有意性からの脱却を呼びかけ、研究者は科学論文の中で統計的検定結果が有意であるかどうかを言及すべきではないと論じています[2]。

t検定はアウトカムが正規分布しているときのみ使用可能というわけではありません。正規分布していないデータであっても、グループあたり約25以上のサンプル数があり、極端な外れ値がない場合、t検定はアウトカムが正規分布していなくとも妥当な結果が得られます[3]。

　グループのサイズが 25 未満の場合は分布によって使用する検定方法を変える必要があります。しかし、サンプルサイズが小さい場合、ヒストグラムはあまり有益ではありません。したがって、観測されたデータから正規分布しているかどうかを確認することは難しいでしょう。この場合、正規性が仮定されるかどうか過去の研究の知見を利用します。もし正規分布するようであれば、t 検定を使用することができます。

　そうでない場合は、ノンパラメトリック検定を使用します。例えば、身長や血圧といった変数は、データを見なくても正規分布することが過去の研究からわかっています。正規性の統計的検定を行い、その検定の有意性によって、パラメトリックかノンパラメトリックかの判断をするようにアドバイスする人もいますが、正規性が重要な仮定である小さな標本では、正規性の検定は検出力が低く、逆に大きな標本では正規性の検定はしばしば統計的に有意になります。したがって、正規性の検定は使える場面が限られているため使用しないほうがよいでしょう。

　CRP 値や入院期間など、分布が右に裾を引く変数もあります。右に裾を引くデータは、データの変換を行うことでより正規分布に近い分布となるため、対数変換を行い t 検定を適用する場合もあります。

　また、パラメトリックな方法を使用する別の利点もあります。観察研究において、複数のグループは交絡の影響があるため直接比較できません。この場合、回帰モデルで調整した統計解析を行う必要があります。通常使用される回帰モデルは分布を仮定しており、パラメトリックな手法です。したがって、線形回帰モデルで交絡の調整を行うのであれば、単変量の比較で t 検定を使用することは一貫性があると言えます。

　要約すると、t 検定はアウトカムが正規分布していなくても多くの場合、グループ間の連続変数を比較するために使用することができます。t 検定や線形回帰のようなパラメトリック手法の主な利点は、効果の大きさを推定すること

ができるため、結果の臨床的意義を検討可能であることだと言えます。

❗ どうすればよかったか

・サンプル数が十分あれば、t 検定を行ってもよい

参考文献

1）Dekkers OM. Why not to（over）emphasize statistical significance. Eur J Endocrinol. 2019; 181: E1–E2.
2）Amrhein V, et al. Scientists rise up against statistical significance. Nature. 2019; 567: 305–307.
3）le Cessie S, et al. Who is afraid of non-normal data? Choosing between parametric and non-parametric tests. Eur J Endocrinol. 2020; 182: E1-E3.

No. 27 アウトカムの設定
アウトカムをむやみにたくさん設定してしまった

おや、宇賀津さんご機嫌ですね。

あ、おはようございます、五代教授。実はいま進行中の研究がうまくいって。

ほぉ、それは良かったですね。具体的にどううまくいっているんですか？

糖尿病の新薬剤と既存薬剤の1年後アウトカムを比較する研究をしています。実は両群で死亡率の有意差が出ずに、ずっと悩んでいたんです。

そうなんですね。

そこで先日、死亡以外にもいろいろアウトカムを追加してみたところ、うまくいったんです。具体的には、心筋梗塞、脳梗塞、網膜剥離の発症をアウトカムに含めたら、網膜剥離の発症だけ新規薬剤のほうが有意に発症率が低かったのです！　これをメインに報告しようと考えています！

宇賀津さん、それは初心者がハマってしまいがちな問題ですね。

え……。

- **事後的にアウトカムを追加している。**
- **多重検定を行っている。**

解説

　研究計画を綿密に作り上げ、データを集め、クリーニングし、いよいよ解析ソフトウェアで回してみた結果、期待と異なる結果が出てしまい、がっかりし、ほかのアウトカムの検討を始める。このような経験をしたことがある読者もいるかもしれません。しかし、この過程にはいくつかの問題が含まれています。

　まず、多重検定の問題が生じます。何回も検定を行えばその分だけ第1種の過誤（αエラー）が増加し、どれか1つの検定は「偶然」有意な差となる確率が上昇していきます。よって、有意であることの意義は薄れてしまいます。先の宇賀津さんの例では、死亡に加えて5個のアウトカムを追加している（計6個）ため、どれか1つのアウトカムが偶然にも有意になる確率は、26%となります（有意水準は5%に設定）。つまり真の関連はないとしても、5%よりもかなり高い26%の確率でいずれか1つのアウトカムに「有意」な差が生じることになります。この多重検定に対応するために、多重比較法によって有意水準を補正する必要がでてきます。一方で、疫学者の大家であるロスマンのように、多重検定を気にする必要はないというスタンスも存在します[1]。これは、行われた検定の数を明確に特定するのは困難であるため、同じデータセットでほかの研究を行った場合の検定の回数を多重検定として考慮するというのは非現実的であるという意見です。

　大事なことは主要アウトカムと副次アウトカムを事前に設定しておくことです。主要アウトカムは複数のアウトカムを設定したときに、最も着目するアウトカムのことを指します。副次アウトカムはその他のアウトカムです。今回の場合は主要アウトカムは1年後死亡で、副次アウトカムは心筋梗塞、脳梗塞の

発症となります。網膜剥離に関しては、もし症例報告などで関連が疑われているのであれば副次アウトカムに入れてもよいでしょう。ただ、宇賀津さんのように、先行研究に基づかずひたすらアウトカムを投入した場合には、いくらロスマンの論文を引用したとしても、p-hacking (p<0.05 となる変数をひたすら探す作業) を疑われてしまう可能性が高くなります (No.33 参照)。

　また、出版バイアスの問題も深刻です。出版バイアスは、有意な結果 (ポジティブデータ) のほうがインパクトが大きくアクセプトされやすいと研究者が考え、有意ではない結果 (ネガティブデータ) を闇に葬ることで生じます。しかし、医学のエビデンスは単一の研究から成り立っているわけではなく、複数の研究結果を統合することで構築されています。メタアナリシスは伝統的にエビデンスレベルの最高峰とされており、過去の研究結果を併合することで薬剤や手術の効果を推定します[2]。もし有意な結果ばかりが出版され集積してしまうと、歪んだ結果が推定されてしまいます。ネガティブデータも重要な結果であり、網羅的に結果を報告することが重要です。

❗どうすればよかったか

・研究開始時点でどのようなアウトカムを設定するか綿密な計画を練っておく

参考文献

1) Rothman KJ. No adjustments are needed for multiple comparisons. Epidemiology. 1990; 1: 43–46.
2) Murad MH, et al. New evidence pyramid. Evid Based Med. 2016; 21: 125–127.

因果推論とドラえもん

　唐突ですが筆者（の一人）はドラえもんが大好きです。どのくらい好きかというと、疫学の教科書に因果推論という言葉が出てくるたびに、タイムマシンやもしもボックス（注：どちらもパラレルワールドを体験できるため、治療を受けた場合と受けなかった場合の両者を経験して効果を比較できる）に思いを馳せ、割付遵守という言葉を聞くたびにシナリオライター[1]（注：シナリオを書いた紙をこのライターにセットして火をつけると、指定された人物がシナリオに忠実に行動する）が頭に浮かびます。アンケートの結果は返事先取りポスト（注：手紙をポストに入れるとすぐに返事がくる）でもらえば回収率100％ですし、コンピューターペンシル[2]（注：問題に解答したり仕事の書類を作ってくれる）を使えば英語論文も即座に書き上がることでしょう。ドラえもんがいれば臨床研究の悩みはほとんど解決します（ここでは、お医者さんカバンで病気が治るから臨床研究はいらなくなるというツッコミは求めていません）。「ChatGPT」のコラムで触れたように、現在の人工知能はコンピューターペンシルにかなり近いところまできたのではないでしょうか。一方、タイムマシンやもしもボックスは筆者らが存命中に実現することはなさそうです。

　臨床研究で、ある治療の効果を調べたいとき、本当は同じ人の治療を受けた状態と受けなかった状態を比べることができるとよいのです。ところが実際に観察できるのはどちらか一方だけで、もう一方（反実仮想）の結果はわかりません。ある人の病気が治ったのは薬の効果なのか、あるいは薬を飲まなくても自然に治ったのかはタイムマシンやもしもボックスがないとわかりません。では、ドラえもんが押入れにいない我々は、同じ人での比較は諦めて、薬を飲んだ A さんと、A さんとすごく似ているけれども薬を飲まなかった B さんを比較することにするのはどうでしょう。残念ながら、B さんは A さんのコピーではありませんし、偶然起こる出来事（例：ジャイアンシチュー[3]で具合が悪くなる）などの影響から、パラレルワールドの A さんとはアウト

カムが異なる可能性があります。それならば、A さんと似た人をたくさん集めてきて薬を飲んだ集団と飲まなかった集団を比較した場合はどうでしょう。こちらはうまくいきそうです。背景が似た集団を集めて比較すると、個々のアウトカムはばらつきますが、2 群のアウトカムの差は平均的には真実に近づくことが予想されます。このように、背景が似た集団で曝露のみが違う集団を反実仮想とみなして比較するのがランダム化比較試験を始めとした因果推論の原点です。

本書は、観察研究で 2 つの似た集団を準備して比較するにはどうしたらよいかということに焦点を当て、バイアスを制御する研究デザインやピットフォールに多くの項を割いています。臨床研究をうまくデザインするために、著者らが頻繁に遭遇する失敗例で説明していますので、本書を熟読（あるいはアンキパンを利用）していただければ、きっと同じ轍を踏むことを避けられるでしょう。

参考文献

1) 藤子・F・不二雄 . ドラえもん (8) . 小学館 , 1975.
2) 藤子・F・不二雄 . ドラえもん (1) . 小学館 , 1974.
3) 藤子・F・不二雄ドラえもん (13) . 小学館 , 1977.

仲間先生、レジストリができたので、多施設の疾患Zの
データが研究に使用できるようになりました。データを
利用させてもらうためには解析計画書を提出するのです
が、作成にあたり何か注意することはありますか？

必要な変数を網羅することは先日既に話したよね。ほか
には、施設の効果についても考慮する必要があるね。例
えば、A病院とB病院では看護師や専門医の配置が異な
るし、疾患Zの受入状況や治療方針も異なるよね。

はい、しかし、レジストリでは病院名は匿名化されてし
まうので先生があげた変数をすべて手に入れるのは難し
そうです。

それでは、病院ごとにIDが振られているから病院の効
果として解析をしてみてはどうだろう。この後、一緒に
統計の先生のところに行ってみよう。

NGポイント

・データの相関を無視している。

解　説

　2群を比較するシンプルな研究では、それぞれの対象者が独立であることを

想定しています。つまり患者 C と患者 D のアウトカムの間に相関がない状態です。一方、同じ人のアウトカムを時点を変えて複数回観察する研究、同じ人の右眼と左眼のように個人内で複数の部位のアウトカムを観察する研究、あるいは冒頭の会話のように診療を受けた患者さんのアウトカムが病院施設内で似通う可能性がある研究ではグループ内でアウトカムが相関しています。このデータをクラスタ化したデータと呼びます。クラスタ化したデータを扱う場合には、その相関を無視した解析を行うとその効果や標準誤差が不正確となり正しく求められないため注意が必要です (図 1)。

　相関を考慮した解析は様々な方法が存在しますが、中でも一般化推定方程式 (generalized estimating equation：GEE) [1] と混合効果モデル [2] は汎用性が高いです。GEE も混合効果モデルもリンク関数と呼ばれるモデル部分にロジスティック回帰や線形回帰などを指定できるため、連続変数、二値変数、順序変数など様々なタイプのアウトカムに対応可能です。

　GEE と混合効果モデルは異なる仮定を置いているため、解釈は注意が必要です。GEE はクラスタ内での相関のあり方を研究者が指定する一方、混合効果モデルではクラスタ内のアウトカムの相関はクラスタ内に共通な効果 (ランダム効果) によって生じるという仮定をおいています。そのため、GEE では曝露群と非曝露群での違いが回帰係数として算出されますが、混合効果モデルでは同一個人、あるいは同一グループで非曝露が曝露に変化した場合の違いが回帰係数として算出されます。集団における効果に興味がある場合は GEE、個人の曝露状態の変化による効果や予測に興味がある場合は混合効果モデルを使用します。

　クラスタ内のサンプルサイズが小さい場合に GEE を使用すると、有効性を過大評価する可能性があることが知られています [3]。GEE と混合効果モデルの仮定や使い分けの詳細については本書のレベルを超えるため割愛しますが、クラスタ化したデータには特別な解析が必要であるということを覚えておき、実際に分析する際には統計家に相談をするとよいでしょう。

第1章

第2章

第3章

第4章
データの解析

第5章

143

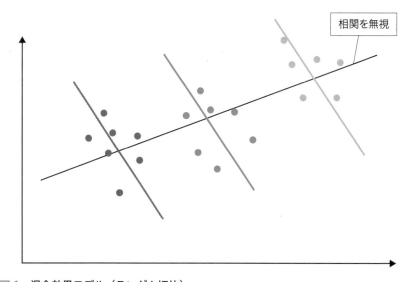

図1　混合効果モデル（ランダム切片）
相関を無視した効果推定（黒い回帰線）とクラスタを考慮した効果推定（灰色、濃いピンク色、薄いピンク色の回帰線）

　実際の使用例としては医療従事者における COVID-19 ワクチン未接種の要因を調べた研究があります[4]。この 2021 年にイギリスで行われた前向き多施設コホート研究では、104 の病院の 23,324 名の医療従事者からデータを収集し、COVID-19 ワクチン未接種に関連する要因とワクチンの効果について検討しました。同一施設に所属する医療従事者は施設の規模や制度が似通っていることが予測されるため、多変量回帰を行う際に施設をクラスタとした混合効果モデルを用いました。また、ワクチンの効果についてもクラスタの効果を考慮した生存時間分析を行いました。その結果、観察期間終了時（2021 年 2 月 5 日）における医療従事者のワクチン接種割合は約 90％であり、既感染、性別、年齢、人種、職種、貧困を表す指標はワクチン未接種と関連していました。初回接種の感染予防効果は 70％、2 回目接種の感染予防効果は 85％であり、著者らはワクチン接種推進と同様に院内の感染予防対策の重要性を改めて強調していました。

❗どうすればよかったか

・統計家に相談してデータの相関を考慮した解析を検討する

参考文献

1）Hardin JW, et al. Generalized estimating equations. Chapman and Hall/CRC, 2002.
2）Jiang J, et al. Linear and generalized linear mixed models and their applications. Springer, 2007.
3）Katz MH. Multivariable analysis: a practical guide for clinicians and public health researchers. (Cambridge University Press, 2011).
4）Hall VJ, et al. COVID-19 vaccine coverage in health-care workers in England and effectiveness of BNT162b2 mRNA vaccine against infection (SIREN): a prospective, multicentre, cohort study. Lancet. 2021; 397: 1725–1735.

第1章

第2章

第3章

第4章　データの解析

第5章

研究にかかるお金の話

　研究を始めるうえで重要なもの、というと研究計画を筆頭に、指導者、データなどたくさん思い浮かぶのではないでしょうか。熱意さえあれば、前述したものはいずれ手に入ることと思います。ここで忘れてはいけないのは、その熱意で研究費を獲得しておくことです。自前のデータが収集可能で、指導を無償で受けられる素晴らしい環境であっても、執筆した英語論文は英文校正に 10 万円程度の費用が発生しますし、ジャーナルのオープン化が進み掲載にも数十万円の費用が発生することがあります。また、有償の統計ソフトやコンピューターが必要な場合はその費用についても考えなければなりません。大学などの研究機関に所属していない場合は、文献の入手に際し数千円の料金が発生することも忘れてはいけません。

費用例

英文校正	10 万円
掲載料	45 万円
研究用コンピューター	30 万円
統計ソフト	20 万円
書籍・資料	5 万円
合計	110 万円

　脅かすわけではありませんが、研究内容や投稿先によってはこの例よりもさらに高額になることもあります。これらの費用をどのように支払うか、研究開始前によくよく検討しておかなければなりません。若手研究者が応募可能な研究資金情報および代表的な検索サイトを以下に示します。

●科学研究費助成事業（https://www.jsps.go.jp/j-grantsinaid/index.html）
　言わずと知れた科研費です。応募資格があれば必ず応募しましょう。

● UMIN FIND 各種助成（研究助成、海外留学助成、留学生受入助成など）
公募情報（https://center6.umin.ac.jp/cgi-open-bin/josei/select/index.
cgi?serv=jlist&func=search&nendo=now&order=end_date）

UMIN が提供する医学助成金サイトです。民間の研究費を獲得したい場合
はこちらを確認するとよいでしょう。

● e-GRANT（https://www.e-grant.jp）

キーエンスが提供する競争的資金の検索サイトです。公的な研究費、民間
の研究費の両者が掲載されており使い勝手が良いサイトです。

研究費を獲得できなかった場合、以下の節約方法があります。

●掲載料のかからないジャーナルを探しておく

所属機関が掲載料を支払ってくれる場合もありますので、所属機関の制度
確認もしておきましょう。

●所属機関の既存の研究用コンピューターを使用

大学などの研究機関や大きな病院には、研究用コンピューターや研究ツー
ルが存在する場合があります。もしそのような設備がない場合、研究用コン
ピューターを私用コンピューターで代用するのはやめたほうがよいでしょう。
これは臨床研究が患者データなどの個人情報を扱うことが多く、私用パソコ
ンの利用は情報漏えいのリスクが非常に大きいためです。

●無料の統計ソフトを使用

無料で使用できる統計ソフトとしては R がお勧めです。

●所属機関契約のサービスで書籍・資料を入手

所属機関がジャーナルと契約している場合は、所属者は論文を無料でダウ
ンロード可能です。また、大学などでは研究に必要な資料を図書館で閲覧す
ることで費用を節約可能です。

研究費獲得も所属機関の制度も指導者のほうが多く情報を持っているので、研究費用に不安がある際はまず指導者に相談するのが得策です。最終手段として自腹を切るというものもありますが、研究を重ねるごとにかなりの支出になってしまい持続可能性がないためお勧めしません。なお、自己資金に余裕がありその程度の出費は問題ない、むしろお金がたくさん余って仕方がないから研究に使いたいという方は、出版社を通じて筆者らにご連絡ください。

No. 29 交絡因子ではない因子

交絡以外の注意すべき因子を理解していなかった

質問票調査だから項目がたくさんあるなあ。XとYの関連を調べるのにどれを調整するか迷うけど、自分で決めると恣意的だとかいろいろ言われちゃうから、とりあえず全部調整因子に入れちゃえ。

またそんな適当にやって、本当に大丈夫？

でも、自分でA、B、C、Dの変数を回帰分析の調整に入れると決めると、仲間先生ににすぐに「どうして変数Dを入れたの？」とか、「どうして変数Eを入れないの？」って聞かれちゃうじゃないですか……。

それは宇賀津さんがいつもいい加減にやってるように見られているからじゃないの？

皆ひどいよね。大真面目にやってるのに。

何の話？

石橋さんが私の解析がいいかげんだって言うんです。

宇賀津さんがたくさんある変数を全部調整するっていうので、本当にいいのか考えていたんです。

それはいつも悩ましい問題よね。どの変数を回帰分析の調整に入れるかは、きちんと理由を考える必要があるよ。

え、そうなんですか!?　でも、関係ありそうなものもそんなにないかもしれないけど、絶対に関係ないとは言えない変数もあるから、たくさん入れたらいいと思うんですけど。

すべての変数を同じモデルに入れるほうがバイアスが生まれることもあるから、必ずしもその方法には賛成できないよ。調整に入れない変数も「どうして入れないんだ？」とに聞かれたときに、入れない理由を説明できるとかっこいいよね。

かっこよく見えるなら頑張って考えようかな。

君はいつもそんなこと言ってるね。

やっぱりいい加減に見られていそうだよね。

NGポイント

・得られたすべての変数を「交絡因子」とみなして回帰分析で調整している。
・それぞれの変数同士の影響について検討していない。

解　説

　研究においては曝露やアウトカム以外にも様々な変数を取得します。例えば患者背景因子として、年齢や性別などが挙げられます。ほかにも、既往歴や併存疾患、現在の服薬歴などの医療的な要因も変数といえます。

　リアルワールドデータの場合は特に、無数に変数を取得できます。例えば、降圧薬服薬の有無、血糖降下薬の服薬の有無、抗脂血症薬の服薬の有無など、たくさんある薬の服薬有無だけでも何百変数と作成することが可能です。

　それらの変数が、曝露とアウトカムにどのような関連を持っているかを理解することが大事です。

　交絡とは、以下の３つの条件を満たす因子でした（No. 12 参照）。

---

　①交絡因子はアウトカムに影響を与える
　②交絡因子は治療開始に影響を与える
　③交絡因子は治療の結果（中間因子）ではない

　このうち、交絡の３番目の条件にある中間因子（図1）とは、曝露→変数→結果と影響を与える変数のことです。降圧薬を内服すると、その後の血圧は下がります。そして脳卒中の発症を減少させる効果があると考えられます。そのため、降圧薬内服後の血圧は中間因子となるために、交絡因子ではありません。中間因子である降圧薬内服後の血圧を調整してしまうと降圧薬の効果を低く見積もってしまうことになってしまいます。一方、降圧薬内服前の血圧は曝露にもアウトカムにも影響を与える要因であるため、交絡因子となります。

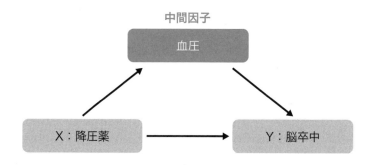

図1　中間因子

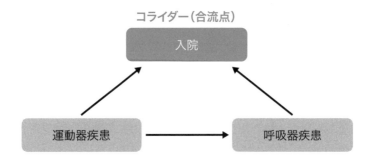

図2　コライダー

　交絡因子・中間因子以外にコライダー（合流点）と操作変数（図2、3）といった変数も存在します。

　コライダーとは、曝露と結果変数がそれぞれ共通の第3の変数に影響を与えている状態の変数です。コライダーが調整（制御）されると、コライダーバイアスが発生することがあります。

　図2は、Sackettが1979年に初めてコライダーバイアスの概念を提唱した時の研究です[1]。この研究では、入院患者に対して運動器疾患があると呼吸器疾患を起こすリスクが高まることを報告しました（オッズ比4.06）。運動器疾患は運動不足を招き、それが呼吸器疾患を引き起こすという議論がされていました。しかし、Sackettらは一般人のサンプルで解析を繰り返しましたが、関連は認められませんでした（オッズ比1.06）。当初の解析では、両疾患とも入院の原因となり、そして入院患者だけを対象としていたために歪んだ関連を観察していたのです。

　操作変数は図3のように曝露にだけ影響を与えるけれど、アウトカムには影響を与えない変数のことです。操作変数の存在自体はXとYの関連を調べるときにはバイアスは与えません。逆に多変量回帰分析を行う時には操作変数を

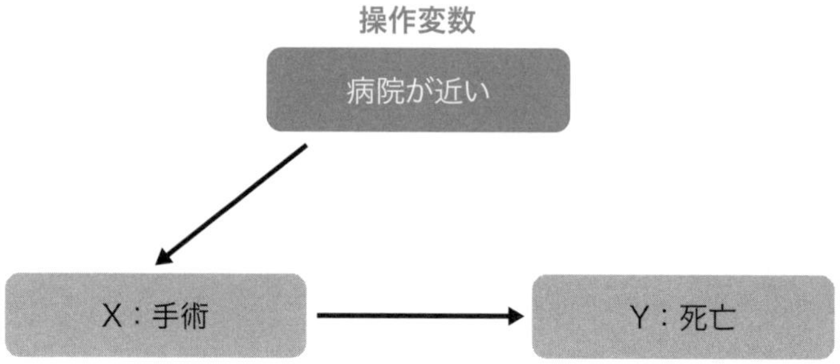

操作変数

病院が近い

図3　操作変数

調整因子として入れるとバイアスが生じる可能性があります。一方、この変数を利用して操作変数法という因果推論の手法が使える場合もあります。

　このように、XとYの関連を調べるときに、そのほかの得られた変数がすべて交絡因子とはならず、調整すべき変数と調整すると逆にバイアスを増加させる変数が存在することがわかります。

　研究や解析を決定する時には、それぞれのつながりについて考察してから調整する変数を決めましょう。

❗どうすればよかったか

・変数同士の影響を検討する
・交絡となる変数だけを調整する

参考文献

1）Catalogue of bias collaboration, Lee H, et al. Collider bias. In Catalogue Of Bias, 2019.
https://catalogofbias.org/biases/collider-bias/

操作変数法

　傾向スコアは未測定の交絡が存在しなければ正しく治療効果の推定ができるという現実的にはあり得ない仮定をおいています。一方、未測定の交絡因子が調整可能な夢のような方法が存在します。それが操作変数法です。RCTは**図1**のようにくじによって治療の割り当てが決まるため、患者の背景などは治療選択に影響を与えません。そのため治療の割り付けによる患者の背景要因はバランスが取れます。もし、このくじに代わるものがあれば観察研究であっても交絡の影響を排除して治療効果を推定できることになります。このくじに代わるものが操作変数です。操作変数の条件は3つあります。

---

①操作変数は治療の選択に影響する
②操作変数は交絡要因と無関係である
③操作変数は治療を介してのみアウトカムに影響する

　このような条件を満たす変数を見つけることができれば正しく治療効果を推定することが可能です。ちなみにくじは上記条件を満たす理想的な操作変数であると言えます（**図2**）。操作変数は、未測定の交絡を制御できる一

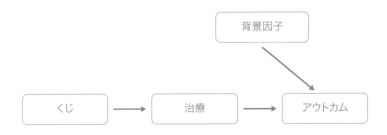

図1　RCT

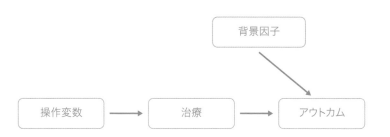

図 2　操作変数

見、夢のような方法ですが、使用には慎重になる必要があります。理由の一つとして、上記の条件を完全に満たす操作変数を見つけることが難しい点が挙げられます。現在、医学系研究で使用されている操作変数には特定の施設 A または B までの距離の差（differential distance）、入院の曜日、地域や施設の治療実施割合、遺伝子型（Mendelian Randomization）などがあります。しかし、操作変数の条件は①のみがデータから確認可能で、他の 2 つの条件が満たされているかどうかはデータから確認できません。治療との関連が弱く、②③の仮定を満たさない操作変数を用いた場合、結果のバイアスが増幅されることが知られています。

第 1 章

第 2 章

第 3 章

第 4 章
データの解析

第 5 章

No.
30

打ち切りによる
number at risk の減少
生存曲線の解釈がわかっていなかった

 五代教授、相談があるんです。

 どうしたのですか？

 肺がん患者について、新規の抗がん剤 A と、既存薬の抗がん剤 B の 2 群間で、死亡までの時間を比較した研究を行っています。小規模ではありますがランダム化比較試験です。全患者の追跡が終了し、いまは解析段階です。

 なるほど。

 生存分析を行うため、カプランマイヤー曲線を描いたのです。すると、新規の薬剤 A のほうが、2 年後の死亡率が高い結果になってしまって…。既存の症例報告では、抗がん剤 A のほうが良い結果になると思っていたのですが……。

 それは石橋さんのカプランマイヤー曲線を見るポイントが少しずれているだけかもしれませんよ。

 どういうことかもう少し説明をしていただけますか？

NGポイント

・カプランマイヤー曲線の右端に注目している。

　死亡の有無ではなく、死亡までの時間を解析する際には生存分析を行います。生存分析では、カプランマイヤー曲線を描くことが通常です。これは、x 軸に曝露からの時間、y 軸に生存率や累積発生率をプロットした曲線であり、視覚的に群間の差を捉えることが容易となります。

　カプランマイヤー曲線で留意すべきは、グラフの右端に近づくにつれ生存曲線が激しく動くことです。これは追跡期間が長くなると、コホートに残っている人数 (number at risk) が減少し、生存率の計算で用いられる分母が小さくなり、1 つのイベント発生が生存率 (もしくは累積発生率) に与えるインパクトは大きくなるためです。今回の石橋さんの研究では図 1 のカプランマイヤー曲線が描かれました。確かに、抗がん剤 A 群のほうが死亡率が高いように見えますが、抗がん剤 A 群では死亡率が 24 か月後に大きく上昇していることがわかります。そこで number at risk を見てみると、最初は両群とも 2000 人の患者が存在していたのですが、24 か月時点では抗がん剤 A 群が 8% (160 人)、抗がん剤 B 群が 9% (180) 人しか残っておらず、大部分が drop out したことが示唆されます。つまり本研究におけるカプランマイヤー曲線の右端の信頼性は低いことがわかります。

　カプランマイヤー曲線は視覚的に訴えることができる優れた手法ですが、どうしても我々はグラフの右端を見てしまうため、misleading な印象を与えてしまうことがあります。それを防ぐために、number at risk をカプランマイヤー曲線の下に併記する方法があります。ほかの方法としては、カプランマイヤー曲線の右端を「適切な」追跡期間で切ってしまうことです。「適切な」期間としては、time zero の人数の 10 〜 20% を下回った時点が提案されています [1]。よって、本例では time zero で 2,000 人、その 10 〜 20% が 200 〜 400 人であるため、18 か月時点でカプランマイヤー曲線を打ち切ってしまう (図 2) ことで、読者に誤解される可能性は低くなります。なお、カプランマイヤー曲線では 18 か月以降で打ち切ってしまいますが、ログランク検定や Cox

回帰を行う場合は、18 か月以降のデータも含め全データで解析する必要があります[1]。また、サンプル数の少なさをより視覚的に表すために 95％信頼区間をカプランマイヤー曲線につけることが推奨されています[1]。

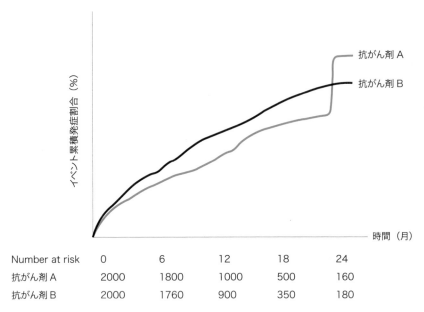

Number at risk	0	6	12	18	24
抗がん剤 A	2000	1800	1000	500	160
抗がん剤 B	2000	1760	900	350	180

図1　石橋さんの描画したカプランマイヤー曲線

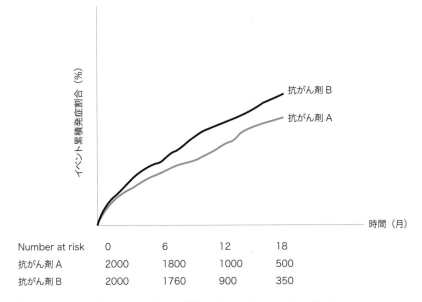

図2　図1と同一データを18か月で区切ったカプランマイヤー曲線

❗どうすればよかったか

- カプランマイヤー曲線の右端は、サンプルサイズを確認したうえで注意深く解釈する

参考文献

1）Pocock SJ, et al. Survival plots of time-to-event outcomes in clinical trials: good practice and pitfalls. Lancet. 2002; 359: 1686–1689.

第 5 章

結果の公表

緻密な研究計画を立案し、ようやく研究が形となって
きました。本章ではその時点で気をつけるべきことに
ついて解説します。オーサーシップの重要性は多くの
国際誌で取り沙汰されていますが、日本における慣習
はまだまだ強く悪意なく誤った共著者選択をしてしま
うことがあります。また、悪意はなくとも研究不正と
みなされてしまうよく行われている研究手法もありま
す。どれも事前に知識を得ていれば避けることのでき
る問題です。勝って兜の緒を締めよ、の諺にもあるよ
うに、解析まで終わったからと気を緩めずに、最後ま
で走り抜けましょう。

共著者が満たすべき条件
貢献のない人を著者にした

 仲間先生！　院内のカルテデータから希少疾患Xについて検討した研究ですが、この間の発表会の時にA大学R先生から指摘された点について修正して、まとめました。

 それはお疲れさまでした。良い意見をもらったから、R先生にも共著者に入ってもらいましょうか。

 あ、そういうものなんですね、わかりました。

 A大学のP教授とQ准教授にもついでに共著に入ってもらうほうが体裁的にいいから、お会いしたので僕からお願いしておきました！　実はQ准教授、僕の叔父なんです。

 えぇ……。（困惑）

〜（数日後）〜

 P教授から共著に入るのは良いから論文の原稿を送ってくれって頼まれたので送っておきました。Q准教授は名前を入れるのはいいけれど原稿見る時間はないそうです。

 共著者がだんだん増えてきて20人になってしまった……。いいのかな……。

 ずいぶん多くの先生が共著に入っていますね。全員から

意見をもらうの大変だっただろう？

こんな経緯だったので、実際にコメントをいただいた先生は5人ぐらいです。それほど大変ではありませんでした。

え？　それは……良くないね。共著者はオーサーシップを満たしている必要があるよ。

NGポイント

・オーサーシップを満たしていない人を共著者に入れている。

解　説

　研究を進めるうえで、共著者の存在はありがたく重要な存在です。No.2（研究を行うためのチーム）でも解説しましたが、上級医、生物統計家、他大学の先生など、論文の質を向上させるためには、多くの人の協力が必要です。

　それでは協力してくれた人のうち、誰を共著者に入れるのか、セカンドオーサー（第二著者）、ラストオーサー、責任著者（コレスポンディングオーサー）にするのか、どの時点で決めるのでしょうか。

　最も理想的なのは、研究を始める前に決めておくことでしょう。

　現実的には「論文を書き上げて投稿する」ときに初めて、誰を共著者に入れ、またどの順序にするのかについて検討を開始する人が多いでしょう。共著者の立場になると、論文が送られてきた時点で自分が何番目のオーサーであったのかがわかります。

　国際医学雑誌編集者委員会（ICMJE）では「著者となること（オーサーシップ）は功績であり、学術的、社会的、金銭的な面でも重要な意味合いがある」とさ

れており、論文の中でどの順番になるのかは重要な問題です。そのため、本当は3番目の著者であるのに、今後の昇進の都合上、自分をセカンドオーサーにしてくれと頼んでくる先生がいるかもしれません。

また、同じ診療科の先輩や後輩の前で研究の発表をしたところ、有益なコメントをもらって、解析をやり直すことになり、より質が高い研究になったとします。コメントをくれた人は全員著者に入れるべきなのでしょうか？

ほかにも、データを得るのに多大な労力を研究支援の事務員さんが担ってくれたとします。この人は著者に入れるべきなのでしょうか。解析環境を整えてくれたパソコンに詳しい人、解析ソフトウェアのコードを一部くれた他科の先生など、研究に携わってくれた人は大勢いるでしょう。

誰を著者に入れて、誰を入れないのか、どの順番でオーサーを決めるのかは人間関係が崩れる可能性がある、慎重に検討すべき事項です。

オーサーシップ（著者となる権利）は、国際医学雑誌編集者委員会（ICMJE）によって4つの基準として、明確に定義が定められています。

①研究デザインやコンセプト、研究データの取得、解析、解釈に対する実質的な貢献がある（Substantial contributions to the conception or design of the work; or the acquisition, analysis, or interpretation of data for the work.）
②研究論文の執筆や重要な内容についての批判と改定をすること（Drafting the work or revising it critically for important intellectual content.）
③公開される版の最終的な承認（Final approval of the version to be published.）
④研究論文の正確性や完全性への疑義について適切に調査することを保証し、論文のすべての側面に説明責任を負うことへの同意（Agreement

> to be accountable for all aspects of the work in ensuring that
> questions related to the accuracy or integrity of any part of
> the work are appropriately investigated and resolved.)

これらの基準をすべて満たす人が「共著者」になる権利があるのです。

　また、著者の順番は一般的に、貢献度順になります。責任著者とは著者順とは関係なく、論文の投稿や出版にあたり、雑誌編集者とやり取りをする人を指します。ラストオーサー（順番が一番後ろ）は、一番偉い人（教授や診療部門長）にすることが多いですが、これは慣習的なものです。

　併せて、研究に関与したけれど、ジャーナルの著者基準を満たさない者は"Acknowledgement（謝辞）"に列挙するとされています。研究会で研究を発表したときに良い指摘や改善策を提示してくれた人、研究場所やデータを提供した人、経済的支援をしてくれた人（団体）が含まれます。

　オーサーシップについては、明確な基準が決められていますが、様々な問題を含んでいます。大きな 2 つの問題としては、下記の「ギフトオーサー」や「ゴーストオーサー」の存在が挙げられます。

> ・ギフトオーサー：オーサーシップの基準を満たさないが、オーサーになっ
> 　ている人
> ・ゴーストオーサー：オーサーシップの基準を満たすが、オーサーシッ
> 　プを割り当てられていない人

　ギフトオーサーの問題は、日本に限った話ではありません。海外のハイインパクトジャーナルにおいてもギフトオーサーの問題が幾度も取り沙汰されています。

　2011 年医学雑誌の権威の一つである『British Medical Journal』に掲載された研究 [1] では、医学系の 6 雑誌でオーサーシップについて調べたところ、

第1章

第2章

第3章

第4章

第5章
結果の公表

ギフトオーサーは 17.6％、ゴーストオーサーは 7.9％あったと報告しています。また、『Journal of Clinical Epidemiology』に 2020 年に掲載された論文 [2] では、コクランレビューの筆頭著者に質問紙調査を行ったところ、41％はギフトオーサーシップが、2％はゴーストオーサーシップがあったと回答しています。

ギフトオーサーシップの有無に関連する要因は，筆頭著者が ICMJE のオーサーシップガイドラインを知らないこと〔オッズ比（OR）2.08, 95％信頼区間（CI）1.23-3.51〕、著者数の増加（8 人以上 vs 1 〜 2 人、OR:3.09、95％ CI 1.56-6.14）、第一著者が過去に不適切な著者資格を提供したことがある（OR 1.96、95％ CI 1.23-3.13）でした。レビューの厳密性を誇るコクランレビューを持ってしても、ギフトオーサーがまかり通っており、そもそも ICJEM の基準を知らない人が多くいることが示されました。

このように、著者に誰を入れるかは長年医学系雑誌で話題になっていた関心事です。著者は多くなっている傾向にありますが、研究の共著者の選定は研究デザインに貢献をしてくれた＝研究デザインを決める段階から関わってくれている人、と最初に決めておくのが適切です。

また、最初に共著者のメンバーを定めておくことは、最終的な論文の意思決定にも影響を与えます。共著者の中で意見が異なった時には、指示系統が最も高い著者と主著者で相談し、どう研究を進めるのかを決定するとよいでしょう。

せっかく良い研究をしたにもかかわらず、オーサーシップで揉めて後味が悪くなることを避けるために、細心の注意を払ってください。

❗どうすればよかったか

・研究立案時に共著者のメンバーを決定して了承を得ておく

・共著者はオーサーシップを満たす人に限定し、ギフトオーサーシップを行わない

参考文献

1) Wislar JS, et al. Honorary and ghost authorship in high impact biomedical journals: a cross sectional survey. BMJ. 2011; 343: d6128.
2) Gülen S, et al. More than one-third of cochrane reviews had gift authors, whereas ghost authorship was rare. J Clin Epidemiol. 2020; 128: 13–19.

あの研究はどのくらいまで論文書けた？

 いや～慣れないので時間がかかってます。今 Discussion の途中までできたんですが、もう少し時間が欲しいです。

 今ちょうど時間があるからできたところまで見せてくれる？

 はい。今メールで送ります。

～しばらく論文を読んだ後に～

 まずまず良くかけているじゃないか。

 あ、本当ですか。嬉しいです。ほとんどコピぺしてるので英語は問題ないんじゃないかと思います。

 むむ、コピぺ？

 はい。自分で書くよりきちんとした英語になるから助かりますよね。皆言ってます。

 皆……それは本当か？

 ええ、D 先生にも E 先生にもコピぺしろって言われました。

なんてことを……。研究不正の FFP って知っているか？

もちろん。捏造・改ざん・盗用ですよね？

コピペは盗用にあたるんだよ。

え？　本当ですか？　でも 1 つの論文からまるまるコピペしているわけではないです。たかだか 1 つの論文から 3 〜 4 文くらいなのに盗用とまで言われますか？

君は本当に倫理講習を受けたのか？

受けましたが、つまらなくて寝てました。

はぁ……。もちろん君に悪意がないことはわかっているし、英語が母国語じゃないから自分で一から書くのは大変なのはわかるけど、 3 〜 4 文のコピペは盗用と言われても仕方ない。

そうなんですね。

もちろん表現を参考にするのは大いに結構。使える表現リストを作ってそこにコピペしておこう。リストを増やして自分の論文に使うようにすることでツギハギ論文執筆から脱却できるし、盗用のリスクも減らせるからね。

わかりました。

盗用だけじゃない。不正にあたる研究行為は盗用以外にもあるからきちんと倫理セミナーの内容を復習しておくように。

NGポイント

・他人の論文を引用なくコピペしている。

解説

　臨床研究では研究の倫理性が重視されます。倫理的な研究とはリサーチクエスチョンが健康の改善に寄与する、または直接健康の改善に寄与しなくとも将来的な高い価値につながる重要な知見が得られる研究です。そして、リサーチクエスチョンを厳密で科学的な方法で検証しなければなりません。研究方法が妥当であり、目的が明確であり、適切なデザインで行われ、十分なサンプルサイズがある必要があります。もちろん研究不正 (misconduct) は絶対に行ってはいけない研究行為であることは言うまでもありません。

　文部科学省のガイドライン[1]では特定不正行為として捏造 (fabrication)・改ざん (falsification)・盗用 (plagiarism)（これらの頭文字を取って FFP と呼ぶこともある）を挙げています。

---

①捏造 (fabrication)

　捏造とは存在しないデータや研究結果などを作成することです。論文が受理される喜びを得るためなのか、昇進のためなのか、あるいはそのほかの理由があるのかはわかりませんが、捏造論文の指摘はこれまで数多くされてきました。リトラクションウォッチ[2]では撤回論文のリーダーボードが掲載されており、不名誉なことに現在撤回論文記録トップは 183 編の日本人となっています。日本麻酔学会の調査[3]によればこの撤回論文の多くは捏造と認定されています。さすがにこれは極端な例ですが、些細なことであっても決して捏造はしてはなりません。

②改ざん (falsification)

　改ざんとは研究資料・データ・分析結果などを変更し、得られた結

果を真正でないものに加工することです。データの改ざんが明らかに
なったことで 5 編の論文が撤回されたバルサルタンの効果を検討した
臨床研究が有名です [4]。

③盗用 (plagiarism)

　盗用とはほかの研究者のアイデア、研究結果、論文などを、研究者
の了解を得る、もしくは適切に引用することなく自分のものとして発
表することです。盗用はしばしば見られます [5]。日本人は英語が母国
語でないため、ほかの論文からコピー＆ペーストによって「つぎはぎ盗
用」になることがよくあります。他人の学問を盗もうとしているわけ
ではないとは言え、これは盗用の定義に当てはまってしまいます。ま
た、研究を続けていると背景や方法が類似した研究も増えるでしょう。
自身の以前に出版した論文からの自己剽窃は、10 ～ 30％の範囲であ
れば許容される可能性が示唆されています [6]。しかし、可能な限り自
身の表現をするように心がけたほうがよいのは言うまでもありません。
盗用防止のソフトウエアを使うといった対応をしておくのは一つの防
衛策と言えるでしょう。

この特定不正行為以外にも、以下のような行為は研究不正とみなされます。

①不適切なオーサーシップ (No. 31 参照)

　研究に貢献していないにもかかわらず著者に名を連ねるゲストオー
サーシップやギフトオーサーシップが相当します。主要な医学雑誌の
編集者からなる委員会である International Committee of Medical
Journal Editors (ICMJE) [7] では著者の資格の基準が示されており、多
くのジャーナルが著者にこの基準を満たすことを求めています。

②多重投稿・多重出版

　ある雑誌に投稿中の論文を同時にほかの雑誌に投稿することを二重
投稿、既に発表済みの論文と同じ内容の論文を繰り返し出版すること
を二重出版と言い、特に編集者の許可などがない場合研究不正とみな
されます。著作権の問題、研究実績の水増し、出版リソースの浪費、

メタアナリシスへの影響などがあり、多くの雑誌の投稿規定で禁止が明記されています。

③サラミスライス

　1つの研究で得られた結果を複数の論文に分けて発表することをサラミスライスといいます [8]。研究対象、仮説、方法が同じである場合、サラミスライスは許容されません。サラミスライスも研究実績の水増しや、出版リソースの浪費、メタアナリシスへの影響などがあります。また、読者が情報を収集するための労力が増えることも問題です。

④引用の不備・不正

　科学的かつ方法論的に健全な研究には、適切かつ正確な引用は必須です [9]。不適切な引用は好ましいことではなく、特定の論文における引用の誤りは、さらなる論文で再現される可能性があります。その結果、不適切な情報が流布され、科学の進歩が損なわれ、患者の治療に影響を与える可能性があります。

　ここに挙げた以外にも研究不正とみなされる行為はあり、意図しない行為であっても研究不正とみなされてしまうこともあるかもしれません。研究倫理のセミナーなどを受け研究倫理の知識を身につけるとともに、常に科学の発展・患者の利益を意識した研究活動を行うことが重要です。

　宇賀津さんはコピペをしてしまったわけですが、筆者も先行研究の表現をコピペしたくなる気持ちは痛いほどよくわかります。しかしながら、盗用は決して行ってはならない研究不正です。そんな我々にとって非常に有用なAcademic Phrasebank [10] というサイトがあるのをご存知でしょうか？　ここには科学論文でよく使われる表現が非常に豊富にリストアップされています。また、日本語訳された書籍 [11] もあるのでこういった本を手元においておくと困ったときの助けになります。また、Quillbot [12] というサイトは英文を自動的に rephrase するサービスを提供しています。言い換えたい文章を入力するだけで簡単に rephrase してくれます。これらのサービスを上手く活用してみてはいかがでしょうか。

⚠️ どうすればよかったか

- 自分で使える英語表現をストックしておく
- 研究不正について理解を深める

参考文献

1）文部科学省 . 研究活動における不正行為への対応等に関するガイドライン . https://www.mext.
go.jp/b_menu/houdou/26/08/__icsFiles/afieldfile/2014/08/26/1351568_02_1.pdf

2）Retraction Watch.
https://retractionwatch.com

3）日本麻酔科学会 . 藤井善隆氏論文に関する調査特別委員会報告書 . https://anesth.or.jp/files/
download/news/20120629_2.pdf

4）Sawano T, et al. Payments from pharmaceutical companies to authors involved in the
valsartan scandal in Japan. JAMA Netw Open. 2019; 2: e193817.

5）Shafer SL. Plagiarism Is Ubiquitous. Anesth Analg. 2016; 122: 1776-1780.

6）Kravitz RI, et al. From the editors' desk: self-plagiarism and other editorial crimes and
misdemeanors. J Gen Intern Med. 2010; 26: 1.

7）International Committee of Medical Journal Editors. https://www.icmje.org

8）Abraham P. Duplicate and salami publications. J Postgrad Med. 2000; 46: 67.

9）Fergusson D. Inappropriate referencing in research. BMJ. 2009; 339: b2049.

10）https://www.phrasebank.manchester.ac.uk/using-cautious-language/

11）ジョン・モーリー . 高橋さきの , 訳 . 国枝哲夫 , 監 . アカデミック・フレーズバンク そのまま使える！
構文 200・文例 1900. 講談社 , 2022.

12）QuillBot
https://quillbot.com/

研究不正ランキング

　No. 31 でも取り上げましたが、リトラクションウォッチという全分野の学術論文の撤回（リトラクション）についてデータベース化している web サイトがあります。どのような理由で撤回されているのかについても調べており、論文撤回の背景から問題点まで指摘するなど、多岐にわたって活動しています。撤回が多い研究者についてランキングにまとめられており、日本人が 1、3、4、5、6 位と上位を独占しています。その多くが医師であることから本書の読者にとっては他人事ではありません。

　2022 年に『Nature』に掲載された World view[1] では、論文撤回件数は 2010 年のリトラクションウォッチの作成当初には月平均 45 件だったのが、2021 年には月 300 件と増加していると述べています。それでもまだ十分ではなく、撤回の基準を満たすと考えられる論文は 50 本に 1 本あると推定されていますが、実際に撤回される論文は 0.1％程度です。また、論文が撤回されていることに気がつかずに引用され続けるという問題にも言及しています。約 400 人の麻酔科医を対象とした研究[2] では、90％近くが引用した論文が撤回されたことに気づいていないことがわかりました。

　研究不正は医局や上司からの慣習によって知らず知らずのうちに犯している可能性があります。医学研究は患者さんへの治療法に直結する極めて実用的な学問です。「皆がやっているから大丈夫だろう」と安易に考えずに、もう一度我が身を振り返って気持ちを引き締めましょう。

参考文献

1) Ivan O. Retractions are increasing, but not enough. Nature, 2022.
https://doi.org/10.1038/d41586-022-02071-6.
2) Alessandro DC, et al. Inappropriate citation of retracted articles in anesthesiology and intensive care medicine publications. Anesthesiology. 2022; 137: 341-350.

疾患Zの予後に治療開始前の腎機能が影響するかもしれないって始めた研究は今どこまで進んだっけ？

もうデータ分析も終わって論文執筆中です。もうすぐお見せできると思います。

そうか！　かなり頑張っているねぇ。どんな結果だったのかな？

それが、残念なことに腎機能と予後との関連はありませんでした。ただ、いろいろと変数を入れ替えているうちに面白い結果が出たんです。なんと、肝機能が悪い人は予後と関連があったんです。

なるほど。ということは、今書いている論文は肝機能と予後との関連に焦点を当てているってことですか？

その通りです！　腎機能は予後と関連があるという報告も多いし、今回は腎機能には触れないことにしました。

えっと、cherry picking ってわかるかな？

なんですか、それ？

知らないか……。Questionable research practices（QRPs）について教えてあげないとならないね。QRPs は捏造・

175

改ざん・剽窃には相当しないけれど、疑わしい研究行為を指すんだ。

 え、私の研究に何か問題ありますか？

 君のやっていることは統計的に有意になるまで執拗にデータ分析を行うことで P-hacking と言うんだ。さらに、自分に都合の良い結果だけを報告するのを cherry-picking と言う。

 P-hacking に cherry-picking ですか。確かにいろいろ変数を変えて分析して、有意だったものだけを論文に記載しようとしていました。

 それは研究不正とまでは言わないものの、避けたほうがよい行為とされているんだよね。

 そうなんですね。

 もちろん知見の少ない分野では探索的な分析が必要なこともあるけれど、なるべく仮説に基づいて分析して、結果を適切に報告するようにしましょう。

 わかりました。

NGポイント

- P 値が有意になるまで分析を繰り返している。
- 自分に都合の良い結果だけを報告しようとしている。

解 説

Fabrication（捏造：存在しないデータや研究結果を報告すること）・falsification（改ざん：データや研究結果を真正でないものへ加工すること）・plagiarism（剽窃：ほかの研究者のアイデアや論文を適切な手順を踏まずに流用すること）が重大な研究不正であることは広く知られています。しかしながら、これらの研究不正がなければ問題がないわけではありません。様々な個人や団体が適切な研究と重大な研究不正の間のグレーゾーンを「疑わしい研究行為（questionable research practices：QRPs）」と定義しています[1, 2]。

データの統計解析や研究論文の結果発表における QRPs の代表例を表1に示します。

表1　Questionable research practices

QRPs	
HARKing	解析後にあたかも事前にあった仮説かのように報告すること
Cherry-picking	都合の良い結果を報告し、都合の悪い結果を隠すこと
P-hacking	統計的に有意になるまで執拗にデータ分析を行うこと
Fishing expedition	仮説のないまま統計的に有意な変数の組み合わせを無差別に探すこと

HARKing（Hypothesizing After the Results are Known）とは、データ分析により得られた統計学的に有意な結果をあたかも事前にあった仮説かのように報告することです。たとえ真の関連がなかったとしても、多数の要因を検定すれば 1/20 の割合で p 値が 0.05 を下回ることになります。そのため、有意だったから報告するというのは、単に第1種の過誤を報告している可能性が非常に高いと言えます。事後に仮説を立てる場合、その分析は探索的、または仮説を創造する研究であったと明示しましょう。

第1章

第2章

第3章

第4章

第5章
結果の公表

Cherry-picking とは、都合の良い結果を報告し、都合の悪い結果を隠すことです。自分の仮説を裏付けるものだけを選んで報告し、都合の悪い結果は見なかったことにする行為です。これは、分析だけでなく考察でも同様のことが言えます。考察内で論理展開に有利な研究を選んで議論し、不利な研究を批判したり、引用しなかったりという行為が相当すると言えるでしょう。Cherry-picking によって、読者が実際よりも有利な結果を見るように欺かれるため、QRPs となります。

P-hacking とは、研究者が統計的に有意な結果が得られるまで、様々な方法でデータを分析する QRPs を指します。有意な p 値を得るためにコホート研究、症例対照研究など様々なデザインを試す、共変数を含めたり除外したり、異なるカットオフ値を試したり、グループを分割したり組み合わせたり、異なるサブグループを作ってみたりあらゆる方法を試すことです。その努力と執念は素晴らしいのですが、データが示すべきものありきの分析であり、QRPs と言わざるを得ません。P-hacking はしばしば HARKing に続いていきます。

Fishing expedition とは、特定の仮説を検証するためではなく、データから統計的に有意な何かを見つけることを期待して、変数の異なる組み合わせの間の関連性を無差別に調べることです。例えば、何らかの薬剤を投与した際に起こりうるアウトカムの予測因子を同定するために、社会的、臨床的、生化学的な変数とあらゆるアウトカムとの関連を検討することがありますが、明らかに多くの統計的検定が必要であり、このような検討は第 1 種の過誤が起こる可能性が高くなります。Fishing expedition によって得られた有意な結果はHARKing に続くことになるかもしれません。Fishing expedition の分析もHARKing 同様に、探索的、または仮説を創造する研究であったと明示し、あたかも予め設定した仮説であるかのような報告はやめましょう。

上記以外にも様々な QRPs はありますが、いずれも研究過程の完全性に対する信頼を損なうものであり、科学的結論に影響を与え、時間と資源を浪費し、新しい科学者の教育に悪影響を与える可能性があるものであるという認識が必

要です。論文が受理されることを目的とするのではなく、新しい知見を発見するという科学的な姿勢を保って公正な研究を行うことを心がけることが QRPs を避けるために重要です。

❗どうすればよかったか

・仮説をもとに研究計画を立てる
・仮説のない分析の場合、それを認めて報告する
・結果は正直に報告する

参考文献

1）Parsons S, et al. A community-sourced glossary of open scholarship terms. Nat Hum Behav. 2022; 6: 312-318.
2）Wigboldus DH, et al. Encourage playing with data and discouragequestionable reporting practices. Psychometrika. 2016; 81: 27-32.

Impact factor インフレ

Impact factor（IF）はジャーナルの影響度を示す最も有名な指標です。近年 IF は激しいインフレーションが起きています。2023 年 1 月時点、最高の IF を持つジャーナルは『Lancet』ですが、なんとその値は 203 です。過去 5 年間の IF は 53 → 59 → 60 → 79 → 203 と推移していることからも、インフレーションが起きていることは明らかです。ほかの一流ジャーナルでは、『New England Journal of Medicine』が 79 → 71 → 75 → 91 → 176、『JAMA』が 48 → 51 → 46 → 56 → 157、『BMJ』が 24 → 28 → 30 → 40 → 96 と推移しており、いずれも著明に IF が上昇しています。有名ジャーナルに限らず全分野を見ても、1997 年〜 2016 年の間に平均 IF は 1.1 から 2.2 に上昇したと報告されています[1]。

それでは、このインフレはなぜ起きるのでしょうか？　IF の計算法は「過去 2 年の掲載記事の総引用数÷過去 2 年の掲載論文数」であるため、引用数の増加が IF の上昇につながります。ジャーナルの重要度・注目度が上がって引用されやすくなるというのが一般的なシナリオですが、それ以外の理由として、近年の世界的な論文数の増加が考えられます[2]。世界的に出版論文の数が増えれば、引用文献の数も比例して増加するということです。また、2021 年の急激な IF 増加には、COVID-19 流行という公衆衛生学的にインパクトの大きな事態が発生したため、関連研究が増加し相互に引用することで IF が上昇したのかもしれません。いずれにせよ IF は絶対的なものではなく、雑誌の影響度を示す単なる 1 つの指標ということです。

雑誌"内"での年次推移に加え、雑誌"間"の IF の比較には注意が必要です。異なる分野の比較にはあまり意味がありません。研究者が多い分野のほうが必然的に引用される回数も多くなるためです（例：内科ジャーナルのほうが眼科ジャーナルより引用されやすい）。また①レビュー論文の割合が大きい、②自己引用が多い、③基礎分野ではなく応用分野である、④専門誌ではなく総合誌である、⑤発表論文数が少ない（＝ IF の分子が少ない）、などの条件を満たすジャーナルのほうが IF は高くなる傾向にあります。

以上の IF の弱点を克服する指標として、Journal Citation Indicator（JCI）という指標が 2021 年に開発されました[3]。JCI が 1 を超えれば、同じ出版年・分野カテゴリの世界平均を上回ることを意味します。例えば JCI が 1.5 であれば、その分野カテゴリの 1.5 倍のインパクトを持つジャーナルということになります。JCI はインフレを起こすこともありません。今後すぐに IF が消滅することはないと思われますが、いずれは JCI のような新しい指標が幅を利かせる時代がくるかもしれません。

参考文献

1) 逸村裕, 他. インパクトファクターの功罪：科学者社会に与えた影響とそこから生まれた歪み. 月刊化学. 2013; 68: 32-36.
2) Fischer I, et al. Dynamics of journal impact factors and limits to their inflation. J Sch Publ. 2018; 50: 26-36.
3) Broomfield T. WILEY. すぐ分かる Journal Citation Indicator（JCI）. https://www.wiley.com/en-us/network/research-libraries/libraries-archives-databases/library-impact/journal-citation-indicator-jci-japanese

おわりに

 仲間先生、五代先生。先日再投稿した論文が今日受理されました。いろいろとご指導いただきありがとうございました！

 おめでとう。私も嬉しいわ。

 石橋さんは本当によく頑張ったね。おめでとう。

 何度も落とし穴に落ちた私をお二方が見捨てずに引っ張り上げてくれたおかげです。先生方にはいくら感謝しても足りません。

 いやいや、石橋さんが真面目にコツコツやってきた成果よ。

 そのとおりだ。もっと自分に自信を持っていいんだよ。

 ありがとうございます。

 石橋さん、私には才能ないなんて言って泣きそうでしたもんね。

 また君はそんなことを言って。人のことより自分の論文はどうなってるの？

 先週 major revision で返ってきたんですよ。でも reviewer がズレたこと言っていたので全否定してやりました。再投稿の準備ができたら先生方にもお送りします。

はぁ……君は相変わらずね。

ズレたことを言われたのは論文の表現が伝わりづらかった可能性とか考えられないのかな？　あとで見せてごらん。

え？　確かに言われてみればそんな可能性もありますね。

だいたい、reviewer は無償で忙しい時間を割いて論文を読んでくれているのよ。相手の意見を尊重するのは医療でも科学でも一番基本的な姿勢でしょ。

確かに顔が見えないから相手が人間だってこと忘れてました。

ズレていたと思っても「表現がわかりづらくてすいません、わかりやすく書き直しました」ってすれば真摯な姿勢は伝わるでしょう？

おっしゃる通りです。

まあまあ、そうは言っても宇賀津さんもここまで来たんだ。随分頑張ったね。あと一息、最後まで気を抜かずに受理されるまでしっかり対応するんだよ。

はい、頑張ります！

〜後日〜

先生！　受理されました！

おお、石橋さんに続いて宇賀津さんもおめでとう！

 この1年、いろいろ怒られっぱなしでしたけど、ようやくご指導いただいた成果が出せました。本当に嬉しいです。

 おめでとう！　宇賀津さんは手がかかった分だけ余計に嬉しいわ。

 何か素直に喜べないな。

 これでも褒めてるつもりよ。

 それならいいんですが。

 いやー、石橋さんも宇賀津さんも本当に良かったよ。君たちがこれからもっと成長していつか5大誌に載るような研究をしてくれるのが私の夢なんだよ。これからも頑張って研究を続けてくれよ。

  はい。わかりました。本当にご指導ありがとうございました。

索 引

欧文・記号

●著者プロフィール

笹渕裕介
(東京大学リアルワールドエビデンス講座特任准教授)

山梨医科大学卒業。麻酔科・集中治療を専門として臨床を行っていたが、ふと思い立ち 2013 年に東京大学 SPH へ進学。臨床疫学に魅せられ、これを世に広めるための活動に残りの人生を費やすことに。趣味は卓球。著書に『できる！ 傾向スコア分析：SPSS・Stata・R を用いた必勝マニュアル』（金原出版）、『臨床論文の Methods を読む Method 臨床家が知っておきたい PICO と統計解析の基本のキ』（メディカルサイエンスインターナショナル）など。

石丸美穂
(東京医科歯科大学統合教育機構特任助教)

北海道大学歯学部卒業、東京大学 SPH・博士課程修了。筑波大学助教を経て現職に至る。専門は歯科臨床疫学、歯科ヘルスサービスリサーチ。臨床歯科医やコメディカルからの研究相談を多々受ける中で、共通する疑問の解決に向けて本書を執筆。著書に『ゼロからわかる歯科臨床論文を読み解く方法』（新興医学出版社）など。

大野幸子
(東京大学大学院医学系研究科特任講師)

北海道大学歯学部卒業、東京大学 SPH・医学博士課程を経て現職。専門は歯科臨床疫学。臨床研究の裾野を広げたいという思いを共有する仲間と本書を執筆。著書に『超入門！スラスラわかるリアルワールドデータで臨床研究』（金芳堂）『超絶解説 医学論文の難解な統計手法が手に取るようにわかる本』（金原出版）。

橋本洋平
(Save Sight Institute, The University of Sydney 研究員)

眼科専門医、医学博士。Save Sight Institute, The University of Sydney 研究員。2012 年、東京大学医学部医学科卒。2022 年、東京大学大学院医学系研究科外科学専攻博士課程修了。主に眼科領域の臨床疫学研究に取り組んでいる。著書に『超入門！すべての医療従事者のための R Studio ではじめる医療統計』（金芳堂）、『統計手法のしくみを理解して医学論文を読めるようになる本』（新興医学出版社）。

それをしたらダメ！
NG事例から学ぶ臨床研究デザイン

2023年7月15日　第1版第1刷 ©

著　　　者　笹渕裕介　SASABUCHI, Yusuke
　　　　　　石丸美穂　ISHIMARU, Miho
　　　　　　大野幸子　OHNO, Sachiko
　　　　　　橋本洋平　HASHIMOTO, Yohei
発 行 者　宇山閑文
発 行 所　株式会社金芳堂
　　　　　　〒606-8425 京都市左京区鹿ケ谷西寺ノ前町34番地
　　　　　　振替　01030-1-15605
　　　　　　電話　075-751-1111（代）
　　　　　　https://www.kinpodo-pub.co.jp/
組版・装丁　oˇcyk design
印刷・製本　モリモト印刷株式会社

落丁・乱丁本は直接小社へお送りください．お取替え致します．

Printed in Japan
ISBN978-4-7653-1963-8